中 国 名 家 精 品 书 系 □

中医故事荟萃

崔仲平◎编著

吉林出版集团股份有限公司

全国百佳图书出版单位

图书在版编目（ＣＩＰ）数据

中医故事荟萃 / 崔仲平编著 . -- 长春 : 吉林出版
集团股份有限公司 , 2020.12（2024.3 重印）
　ISBN 978-7-5581-8628-8

　Ⅰ . ①中… Ⅱ . ①崔… Ⅲ . ①中国医药学－普及读物
Ⅳ . ① R2-49

中国版本图书馆 CIP 数据核字 (2020) 第 239237 号

中医故事荟萃

ZHONGYI GUSHI HUICUI

编　著	崔仲平		
策　划	曹　恒	责任编辑	黄　群
执行策划	黄　群	封面设计	喜欢夏天
	付　乐		

开　本	710mm×1000mm　1/16	出版 / 发行	吉林出版集团股份有限公司
字　数	108 千	地　址	吉林省·长春市·福祉大路 5788 号
印　张	9	邮　编	130000
版　次	2020 年 12 月第 1 版	邮　箱	11915286@qq.com
印　次	2024 年 3 月第 2 次印刷	电　话	0431-81629968

三河市同力彩印有限公司　　　　　ISBN 978-7-5581-8628-8　**定价** 39.80 元

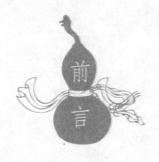

前言

　　古代知识精英大多走上科举升官的仕途，从政是他们的第一选择。但在仕途失意时，许多人会选择从医。范仲淹的那句名言，"不为良相，便为良医"，正反映了当时这种普遍的社会心理。这本书讲述了二十几位古代名医与政界、文化等名人之间的故事，有的是医患关系，有的是师徒关系，也有的是朋友或敌人关系。

　　医学史上有一些人物和事件存在着争议，甚至有一些热门话题直到今天仍然吸引着人们的眼球。本书对某些焦点人物做了必要的考证，力求弄清历史事实，摒弃过去由于种种原因而造成的误解。在中医走向世界的今天，希望通过本书让人们更多地了解中医方面的故事，也希望本书会激发人们学习岐黄医学的热情。

　　近年来，出版界对介绍古代医学家投入了相当大的热情。在引用原始资料时，笔者难免会对文字标点的正误发表一些个人的看法，欢迎业界人士不吝赐教。

崔仲平　于长春市净月区杏林苑

目录

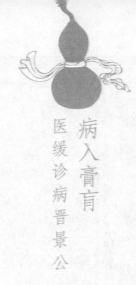

病入膏肓

医缓诊病晋景公

　　大多数中国人都知道"病入膏肓"这个典故，但是，能把这个典故讲明白的人，恐怕不太多。这个典故究竟如何呢？

　　故事还得从著名的《赵氏孤儿》说起。

　　晋国有一个公主，名叫庄姬，与赵婴私通。大臣们便想把赵婴流放到遥远的齐国去。庄姬怀恨在心，就告赵家作乱谋反。她本来只是要发泄一下心中的怨恨，没想到却被赵家的政敌利用了。晋景公听信了谗言，当然也不排除他有削弱晋国第一大贵族赵氏势力的目的，于是就派兵杀了赵氏全家，其中就有赵同和赵括两位贤臣。最后，赵家就只剩下赵武一个孤儿。庄姬把赵武藏在宫中，十五年后才得以昭雪冤案。

　　这个故事在司马迁的《史记》里则是另一种说法，里面的反面人物是屠岸贾，赵武在屠家长大，最后报仇雪恨。戏曲以及民间传说大多依据这个版本，但学者却不认同。不管怎样，两种说法的正面人物是一样的，杀赵氏的晋景公也确有其人，不去深究也罢。

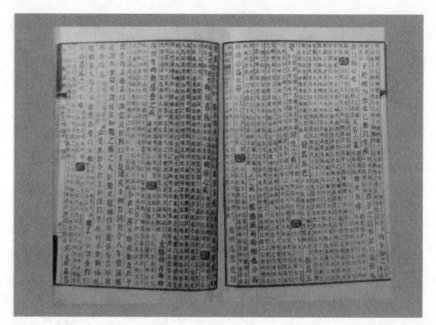

《左传》内文

　　本故事的主角就是晋景公。他后来知道自己误杀了贤臣，受到内心的谴责，久而久之，落下了一块心病。公元前581年夏天，晋景公做了一个梦，梦中出现一个厉鬼，面目狰狞，披散着的头发一直垂到地上。晋景公的梦境和幻觉越来越清晰，只听这个厉鬼喝道："你这昏庸无道的家伙，杀死了我的孙子赵同、赵括，我已经请示天帝，找你讨命来了！"说时迟，那时快，厉鬼飞起一脚，踹开了大门，接着又飞起一脚，踹开了寝门。晋景公吓得要命，赶紧躲进卧室里。这个厉鬼穷追不舍，又一屁股拱开了卧室的门，伸出两只大爪子，张开血盆大口，扑向晋景公。

　　晋景公从梦中惊醒，急忙叫人去找桑田巫。那时候，人要是遇上点儿事，总是先找巫师。桑田巫是当时最著名的预测师，住在百里之外。晋景公派去的人，到了桑田巫家，一说明来意，这位善于揣摩心理的预测师，已经明白了几分。因为两年前杀死赵氏一家老小的事，早已沸沸扬扬传遍了四面八方。他不费吹灰之力就从使者的嘴里套出了晋景公做梦的事。到了曲沃，桑田巫施展浑身解数，蹦蹦跳跳，唱唱咧咧，煞有介事地唱道：

> 赵氏祖先，泣血天庭。
>
> 玉皇准奏，鬼神震惊。
>
> 司命有旨，缉拿真凶。
>
> 十道金牌，发下天兵。

晋景公一听，跟梦境一模一样，知道命快没了，赶紧打听："你看我还能活多久？"桑田巫装模作样地掐指算了算，说："恐怕吃不着今年的新麦子了。" 晋景公梦见的这个厉鬼是赵氏祖先，名叫赵衰，是跟随晋文公重耳周游列国的大功臣。晋景公梦见他，说明心里有愧。这个故事最早见于《左传》，《左传》里，晋景公的梦，个个应验，后面的两个梦，更令人叫绝。

打发走了桑田巫，晋景公的心病越来越重了。不久，就卧床不起，幻听幻视，闹得大臣们不得安宁。当时，秦国和晋国是亲家，后世称两家联姻为"秦晋之好"。秦国的医疗水平非常高，于是晋国就派人到秦国去求援。秦桓公派医缓去处理。医缓坐着车，从今宝鸡一带出发，缓缓地直奔曲沃而来。

医缓还在路上，晋景公又做了一个梦，这回他梦见自己的病变成"二竖子"——两个小牧童。其中一个牧童说："我听说来看病的医生手段高明，叫他来一顿扎针吃药，咱们不死也得脱一层皮。往哪去躲他呢？"另一个小牧童鬼点子更多："咱俩藏在肓膜上面，膏脂下面，他再有能耐，也拿咱们没辙了。"这就是"病入膏肓"的来历。医缓坐车赶到了曲沃，一张嘴，就说："疾不可为也。病在肓膜上面，膏脂下面；用艾灸去烧，怕伤着心；用针去刺，够不着那个地方；吃汤药，也到不了那儿，没法治了。"

中 医
ZHONG
医 *YI*
故 *GU*
事 *SHI*

04

荟 *HUI*
萃 *CUI*

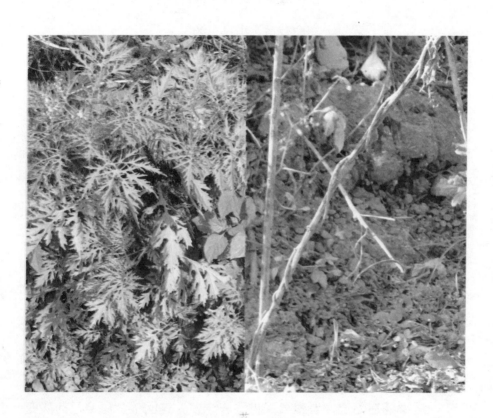

艾草

晋景公听医缓说得头头是道，跟梦里二竖子说的不差分毫，心想：这两个坏小子一定是赵同、赵括变的。由于医缓是秦国派来的大夫，晋景公不敢得罪，便赠送了不少礼物，派人把他送回去了。

　　转眼间就到了夏末，晋景公每年这时候都要尝新，就是吃新麦子。他忽然想起桑田巫说的吃不着新麦子的预言，就下令主管农业的官员献麦。下面主事的知道麦子还差几天才成熟，就让手下人拣那最早熟的麦子，剪下麦穗，送到王宫御膳房。晋景公得报麦子送来了，立刻又打发人把桑田巫叫来。

　　"桑田巫，你知罪吗？"

　　"微臣不知。"

　　"谁说我活不到吃新麦子啊？你看看，这是什么？"晋景公指着麦粥、麦饼厉声说。

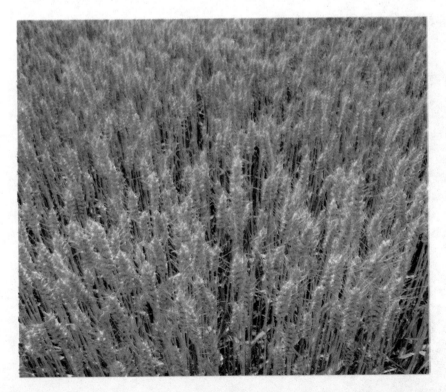

麦浪滚滚

"您还没吃着呢。"

"来人，把犯下欺君之罪的桑田巫推出去斩了！"

桑田巫人头刚刚落地，晋景公的肚子便发胀起来。他连案子上摆好的麦粥、麦饼也顾不上吃，便急忙去了厕所。

晋景公一阵腹泻后，往起一站，两眼发黑，便栽倒在粪坑里。在外面伺候的太监，不见晋景公出来，便壮着胆子到粪坑跟前，一看，吓得急忙去报告。主事的大臣也想不出什么好办法，只好先宣布尝新大典停止。

说来也巧，有一个小太监，大清早儿坐着打了一个盹儿，梦见自己背着晋景公飞上了天。他心里有话，藏不住，便跟别的小太监说了，经过逐级上报，被太监总管知道了。晋景公掉进粪坑，正愁没人往外背，总管这一下可找到最佳人选了。可怜的小太监把晋景公从蛆虫堆里背出来后，大臣们一致同意，为了成全他的美梦，就让他继续伺候晋景公，于是把他跟晋景公一块埋葬了。

这是中国历史上第一例比较完整的病案。晋景公的病，究竟是心血管系统的，还是神经系统的，后世众说纷纭。另外，对于膏肓到底在哪个部位，也存在不同的看法。医缓的医术被后人称道，并不是因为他治疗手段高明，而是说对了病情。

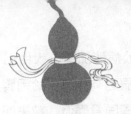

　　公元前五百多年，晋国有一位赫赫有名的晋平公，名叫姬彪，他成功地平定了晋国的内乱，任用叔向、赵孟等贤臣，把国家治理得井井有条。他一连当了好多年的诸侯盟主，召集诸侯们开会时，大家都不敢缺席。

　　晋平公的老而好学被后世传为美谈。据刘向《说苑》中记载，晋平公七十岁时，想要学习点儿什么，就问盲人音乐家师旷："我都七十岁了，还想要学习，是不是有点儿太晚了？"师旷回答说："少而好学，如日出之阳；壮而好学，如日中之光；老而好学，如炳烛之明。"晋平公点头称善。但是，《礼记·学记》中说："时过然后学，则勤苦而难成。"都七十岁了，记忆力减退，眼睛也看不清木简上的小字，那时又没有眼镜，也真难为这位老学生了。

　　晋平公有两大爱好：一好音乐，二好美色。可是晋平公有点儿太离谱，他让晋国首席琴师师旷为他演奏靡靡之音、亡国之音，上瘾后，不能自拔。同时他还迷恋女色。这种沉溺声色的生活方式，导致他的身体严重受损，以致卧病在床。

公元前541年，晋平公病情加重，大臣们请相士给算了一卦。相士说是因为有两个山川星辰之神作祟，给闹腾成了这样。这时郑国的优秀政治家公孙侨，受郑国国君委派，前来问候。公孙侨，大家都习惯叫他"子产"，是春秋时代杰出的人物。他毫不客气地批驳了卜人的歪论，认为晋平公的病是由"出入饮食哀乐"造成的。并且指出：晋平公后宫有四个姓姬的女子，不利于优生。如果有所收敛，还可控制，不然，非闹病不可。

大臣们一看事情不妙，便赶紧派人到秦国去请医生。秦景公立即派秦国一位名叫医和的医生前去看病。医和到了晋国首都曲沃，一眼就看出晋平公的病没治了，便实话实说："疾不可为也，是谓近女室，疾如蛊。"晋平公听医和这么说，非常不高兴，问道："难道女人不可亲近吗？"面对晋平公的提问，医和滔滔不绝地给晋平公讲起了道理。

他知道晋平公爱好音乐，就先讲一通音乐理论："先王制定音乐，是为了节制各项活动中的情绪宣泄，所以乐曲有快有慢，首尾衔接，达到高潮后就要趋于缓和静止。如果一个劲儿地快节奏，高调门，就会造成情绪失控，忘记君子应有的四平八稳的仪态风度。"接着医和发表了他著名的音乐理论："君子之近琴瑟，以仪节也，非以慆心也。"这句话的意思是：君子从事音乐活动，目的是为了规范自己的行为，而不是为了追求感官的刺激。这种理论强调音乐的教育作用，否认其娱乐作用。可能晋平公也未必赞同医和的理论，但因自己在病中也不好反驳。

医和一看晋平公好像能听得进去，接着发表了著名的"六气致病论"，成为中国医学史上的一个里程碑。医和说："天有六气，降生五味，发为五色，征为五声，淫生六疾。"这种理论认为人间疾病来源于环境，虽然还显得粗糙，但已是一次理论上的飞跃。医和解释说："六气曰阴阳风雨晦明也。"又解释"淫生六疾"说："过则为

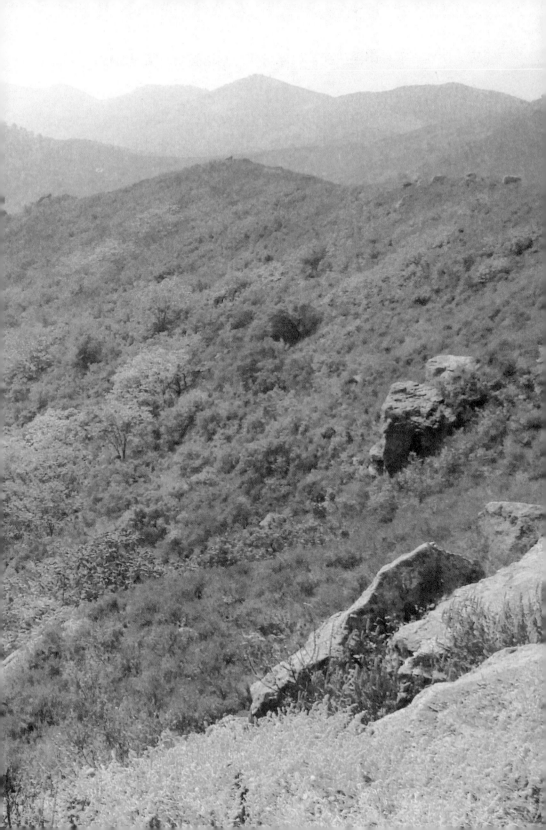

灾：阴淫寒疾，阳淫热疾，风淫末疾，雨淫腹疾，晦淫惑疾，明淫心疾。"

从理论形成的角度看，这个理论显然要早于《黄帝内经》，后者的六气是风、寒、暑、湿、燥、火，更具有可操作性。

医和的理论还包括"上医医国"。他说："上医医国，其次疾人，固医官也。"这一命题长期被奉为至理名言。治理国家，在许多方面的确像治病救人。但是，谁要是真相信上医医国的理论，可就要吃苦头了。古往今来有哪一个医生能当好宰相、总理、国王、总统呢？

晋平公并没有病死，而是死于十年后。这和医和当初的诊断吻合上了。

晋平公的病，引起许多人的讨论，即色欲过度是否会导致生病乃至死亡？但人们更感兴趣的是：医和说了一大堆理论，从晋平公的病情，到国家政事，却没有对疾病采取任何措施。汉代班固《汉书·艺文志·方技略》中说："太古有岐伯、俞拊，中世有扁鹊、秦和，盖论病以及国，原诊以知政。"这是支持医和最权威的观点。王安石说："昔医和诊晋侯而知其良臣将死，则视父知子，亦何足怪哉？"也认为医和的说法有道理。清代《四库全书总目提要》中则认为王安石说的"殊为附会"，并指出王安石是受了太素脉法的影响。今天如果遇到一个医生，一摸脉，就预言病人官运亨通，或者他的亲人有牢狱之灾，大家还会认为他是医生吗？

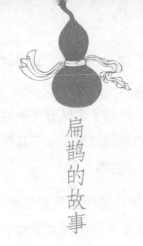

扁鹊的故事

　　春秋战国时期的名医，事迹被叙述得最为完整的只有扁鹊，这是因为司马迁在《史记》里记载了这位传奇的民间医生。司马迁写人物，大多带有同情受害者的意味，这显然与他自己的不幸遭遇有关。

　　扁鹊原名秦越人，战国时医学家。他的家乡一般认为是今河北省的任丘，但山东长清、河南郑州都有人认他为老乡，而且还都能找到证据。据《史记》记载，秦越人在青年时曾替贵族管理客馆，相当于现在的经理。在来来往往的旅客中，他以诚信恭谦的态度赢得了一个人的好感，这个人名叫长桑君，按司马迁的说法，似乎是位神仙，估计是当时的民间传说，也或者是司马迁自己给他头上罩上了光环。长桑君极为郑重地授给了秦越人两样东西——禁方书和怀中药，然后就消失了。这近于神秘的拜师典礼，多多少少能反映古代师徒授受的几分实际。所谓禁方书，就是秘而不宣的医书。古人认为医学是人命关天的学问，不能轻易传授给心术不正的人。怀中药传说用的是上池之水，喝下去，眼睛能看见人五脏六腑里的病变。

　　扁鹊的事迹在许多古籍中都有记载。司马迁叙述了三个案例：

脉诊赵简子、虢太子尸厥、望诊齐桓侯。其中"脉诊赵简子"发生在晋昭公当政时，约公元前531—公元前526年。这一案例涉及历史名人——赵简子，大意是说，赵简子忽然五天不省人事，扁鹊号脉后，认定没病，并且预言三日内能醒过来，果不其然，两天半时，赵简子就醒来了。事后扁鹊得到很多赏赐。

"虢太子尸厥"讲的是扁鹊还没有看见病人，就诊断出已经被中庶子（太子的保健医）认定死了半天的虢太子只是假死。然后他针刺、药熨、汤剂并用，救了虢太子。虢太子的墓现已被发现，里面确有一具尸体，尚未成年，估计是这位太子不遵医嘱，花天酒地，或者病情太重，扁鹊又已经离开，不治而亡。

另一个案例是望齐桓侯面色而预言其疾病加深，这可能是抄袭韩非子讳疾忌医的寓言故事，只是把蔡桓公写成了齐桓侯。古代蔡、齐基本同音，抄写出错不足为怪。

扁鹊的故事中，还有一个出自《列子·汤问》，它讲的是一个换心手术。鲁国的公扈、赵国的齐婴两个人都闹了病，正好同时到扁鹊家来求治。扁鹊药到病除，把两个人都治好了。可是他不但没让二人回家，还对他们说："你们俩刚才得的病，是外邪侵入肌肤，进而攻击脏腑所造成的，本来汤药和砭石是能治好的。可是你们身上还有与生俱来的先天性疾病随着身体一同滋长。我今天给你们治疗，怎么样？"公扈和齐婴二人一听，心里有点儿紧张，要求扁鹊先说说先天性疾病的症状。于是扁鹊对公扈说："你志强而气弱，所以多谋而寡断。"然后又对齐婴说："你志弱而气强，所以少谋而专断。如果把你们的心换一下，就都变成完美的人了。"这两人一商量，还有这样的好事，就同意了。

扁鹊先拿来药酒，让二人喝下去，这二人一连三天不省人事。然后扁鹊用刀剖开胸膛，取出心脏，把公扈的心脏给了齐婴，把齐婴的

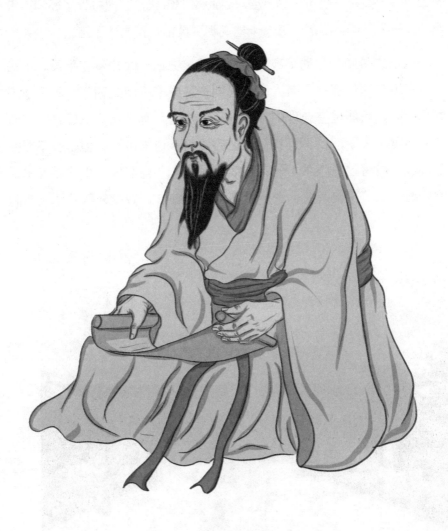

心脏给了公扈，又分别给二人服用了神奇的药物。做完手术后，两个人醒过来，感觉跟原来一样，就告辞回家了。

公扈去了齐婴的家，对齐婴的老婆孩子发号施令，可是齐婴的老婆孩子不认识公扈；齐婴去了公扈的家，对公扈的老婆孩子颐指气使，可是公扈的老婆孩子也不认识齐婴。这两家都告状，官司打到了衙门，只好让扁鹊来分辨。扁鹊一五一十地说明了真相，官司才了结。

这个故事如此生动有趣，司马迁写《史记》时却没有采录。不知当时有没有这份资料。有人认为《列子》成书于南北朝，比司马迁晚好几百年，可能是有道理的。《列子》作者参考了《华佗传》，或者参考印度、波斯、罗马等其他地区的资料，也未可知，但是也不能完全排除当时有过换心手术的实践或者设想。《扁鹊传》里的中庶子讲的俞跗，能"割皮解肌，诀脉结筋，搦髓脑"，做脑外科手术，听起

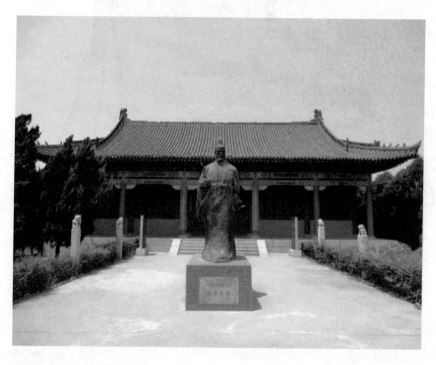

扁鹊墓

来有点夸张。但在山东北部东营市附近地区，考古发现一具头骨，上面有一个圆洞，专家认定这是手术留下的痕迹，而且从圆洞周边比较平滑认定，手术后此人存活了一段时间。

真正令人感兴趣的是扁鹊换心的医学观念，即心主神明，这完全符合中医理论。现代心脏移植手术出现了一些有趣的现象：据说某些接受过心脏手术的人，有的思想感情发生了巨大的变化，判若两人。

扁鹊在传说中可以说是最早的全科医生了："他"路过邯郸时听说赵国妇女地位高，家家都愿生女孩了，一打听才知道这是因为赵国四面受敌，连年征战，男人多死伤，多剩妇孺，于是他就挂出"带下医"的牌子，专治妇科疾病，所以妇科医生都认为扁鹊是他们的开山祖；"他"路过洛阳，听说东周人尊敬老人，就打出"耳目痹医"的旗号，所以老年医学的祖师爷也是扁鹊；"他"最后周游到了秦国，听说秦人喜爱小孩，就在咸阳街头挂起了"小儿医"的牌匾，来看病的人络绎不绝，门庭若市，贵族平民都知道外地来了一个神医秦越人。扁鹊在秦国行医惹了大祸，触犯了当时的秦国太医令李醯的利益。李醯也是儿科医生，因嫌太医令的俸禄太少，就捎带着也给王公贵族的孩子看病，赚些银子。扁鹊这一火起来，李醯门可罗雀，又丢面子又丢钱。于是雇了一个杀手，把扁鹊给杀死了。

《扁鹊传》后面有一段"六不治"，讲到病人在几种情况下难以治愈：骄恣不论于理；轻身重财；衣食不能适；阴阳并，藏气不定；形羸不能服药；信巫不信医。这是司马迁的观点，反映出汉代最先进的理念。

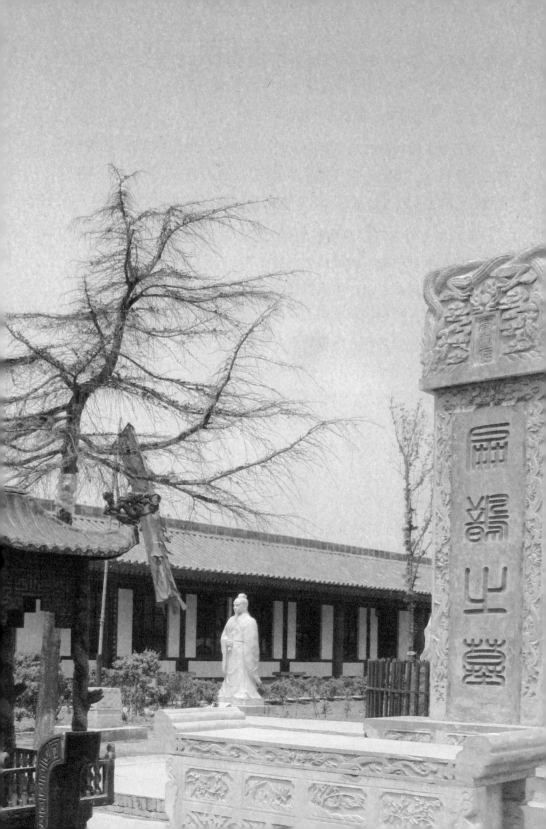

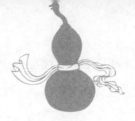

心理医生文挚

　　春秋战国时代，宋国有一位著名的医生，名叫文挚。有关他的事迹，文献资料记录得不多，一则出自《列子》，另一则出自《吕氏春秋》。

　　宋国是殷商的后裔，周武王伐纣，消灭了殷商王朝，封纣的儿子武庚于商丘。后来武庚叛乱，被杀，改封纣的庶兄微子，号宋公，是春秋十二诸侯之一。宋国出现过不少名人，其中最有名的是宋襄公。他当过诸侯盟主，是春秋五霸之一。他跟楚国打仗时，标榜仁义道德，不愿趁对方渡河到一半时去攻击，结果吃了败仗。后来《孟子》《韩非子》记载的揠苗助长、守株待兔的故事都发生在宋国。

　　宋国有一个名叫龙叔的人，他笃信《老子》哲学，已经研习到相当高的境界。有一天他去找文挚，但并不是想治病，而是要炫耀一下。他对文挚说："文大夫，您的医术高明极了，我有病，您能治好吗？"文挚说："一切听您的吩咐，可是您得先介绍一下您都有什么症状。"于是，龙叔就滔滔不绝地叙述自己的病情："我受到全乡人的赞誉，却不以为荣；受到全国人的诋毁，却不以为耻。获得了也不欢喜，失去了也不忧愁。看见活物，像是死物；看见富贵，像是贫贱。看人像猪，看我像别人。住在我家，好像住在客栈；看我的家乡，如同野蛮的部落。"

文挚一听，觉得像是精神病，可又一想，语言比较有逻辑性，没敢下结论。迟疑了片刻，又听龙叔说道："我这些病症，朝廷用升官发财来激励，也不好使；用严刑峻法来威吓，也没有用。盛衰利害不能使我改变，悲哀快乐不能使我放弃。这当然跟整个社会格格不入了，侍奉国君不行，结交亲戚朋友不行，管理老婆孩子也不行，支配奴仆还不行。您说这是什么病呢？什么方子能治好呢？"

文挚那个年代还没有望闻问切这一说，但他的绝招儿可是了不得。他让龙叔背过身对着太阳站立，他从后面借着阳光透视龙叔的胸部，过了一会儿，高兴地说："哈哈！我看见您的心了，您的心所在的部位，一寸见方那么大个地方，已经空空荡荡，真正是恬淡虚无了，差一点儿就是圣人了。心有七个孔窍，现在有六个已经流通，只剩一个还有点儿堵塞。您说自己有病，是不是受了世俗的影响，把圣人智者看作病人了？您的这个'病'，可不是我这粗浅的医术所能治好的。"

这个龙叔，在别的文献里并没有记载，只见于《列子》。《吕氏春秋》记载了另一件事，讲的是文挚治疗齐王的故事。

齐王长了一种恶疮，久治不愈。齐王听说文挚医术高明，就派人到宋国去接文挚。文挚到了齐国，看了看齐王的病，对太子说："您父王的病肯定能治好，虽然治病不难，但是齐王的病一好，我就得被杀。"太子问："为什么？"文挚回答："如果不激怒国王，病治不好；如果激怒国王，我就死定了。"太子连连磕头，苦苦恳求，还保证说："要是治好了父王的病，我和我的母亲会舍命为您求情，父王看在我们母子的份儿上，一定会饶了您的，请您别担心。"文挚说："好，我会为国王效劳的。"

中医 ZHONG
医 YI
故 GU
事 SHI

18

荟 HUI
萃 CUI

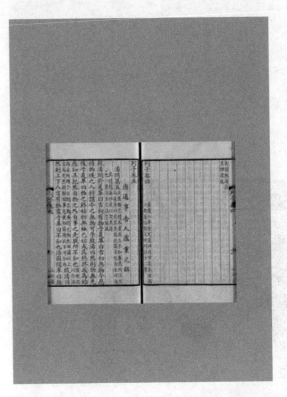

《列子》内文

文挚跟太子约定了一个时间，前去给齐王看病，可是时间到了，文挚却不露面。然后又约定了一个时间，这次时间到了又推说有事儿，没去王宫。于是第三次跟太子约定好时间，可还是不见影子。齐王哪受得了别人这样戏弄自己，还没看见文挚就已经生了一肚子气。三次失约后，文挚终于来了，一进门，不脱鞋就踏上齐王的宝座，用泥脚去踩齐王的衣袍，大模大样地询问齐王的病情。齐王气得扭过头去，不搭理文挚。文挚见还不到火候，就当着群臣的面，把齐王给骂了个狗血喷头："你这个昏君，听信谗言，残害忠良，废长立幼，拒谏饰非，亡无日矣。"这一下齐王按捺不住了，从龙椅上站了起来道："大胆奸人，竟敢以下犯上，辱骂寡人，来人呐，把这个奸贼绑起来！"没想到这么一通大发雷霆后，齐王的病居然好了。

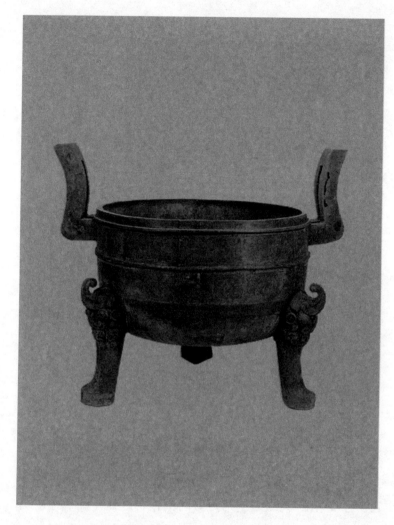

古代铜鼎

　　病好了，可气没消。齐王心里反复品味着文挚咒骂自己的那些话，越想越气："这小子，在哪里知道我那么多事儿？如果他到处宣传散布，一定有损我的威信，怎么得了？"于是决定杀一儆百，把文挚扔进大鼎里，要活活给烹了。太子和王后知道此事后，苦苦求情，却无济于事，只能眼睁睁地看着武士们抬起文挚扔到大鼎里。大鼎的底下点着了火，过一会儿水开了，咕嘟咕嘟直冒泡，热气腾腾，围观的人里三层外三层。可是文挚在鼎里面不改色，谈笑自如，说："大王要是真想杀死我，为什么不把鼎盖上盖儿，以断绝阴阳之气？"齐王一听，对，就按你说的办，谁说我拒谏饰非？"来人，盖上盖儿！"不一会儿，文挚就死了。

文挚的故事有几个问题尚待厘清。第一个问题是，故事发生的时间究竟是春秋还是战国？当时在位的齐王是哪一个？有人认为是齐文公（前815—前804在位），有人认为是齐威王（前378—前320在位），有人认为是齐湣王（前300—前284在位）。如果是齐文公，则发生在西周时代，但那时还没有系统的道家思想。如果是后两个齐王，则比较靠谱，但宋国从公元前286年就被齐国灭了。

第二个问题是齐王的病，原文是"痏"，即生疮，生疮怎么能用激怒的方法治好呢？《素问·阴阳应象大论》中有"思伤脾，怒胜思"的说法，也许还可以从"脾生肉"加以解释。但是齐王有什么事情，让他过度思虑，以致伤及脾，导致皮肉生疮呢？

第三个问题是文挚为什么那么相信太子？难道他和太子真的是好朋友，忠于太子，而齐王恰好对太子充满戒心？如果是这样，文挚就可能成了齐国宫廷斗争的牺牲品。

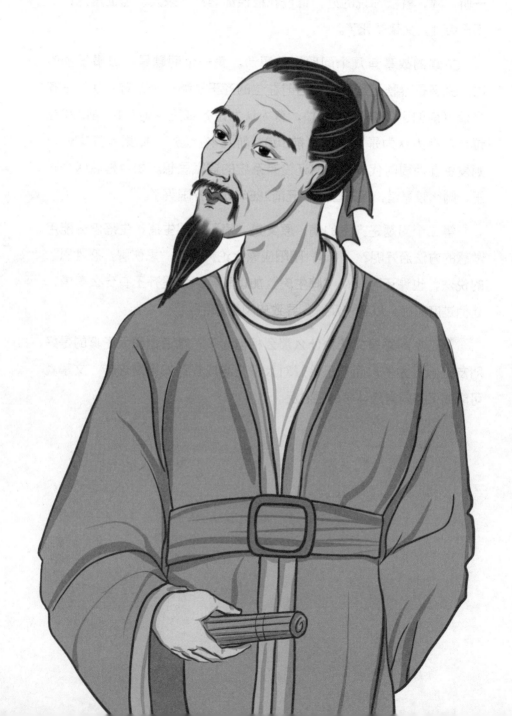

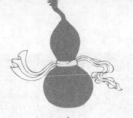

淳于意和他的女儿缇萦

　　前面几位名医的故事，或多或少都带有传说的意味。正统的学者更感兴趣的是仓公——淳于意，因为司马迁的《史记》里有关淳于意的记述非常具体而且可信。

　　淳于意是西汉临淄人，曾经做过诸侯国齐国的太仓长，大体相当于现任国家粮库的"主任"，所以习惯上把他称作"仓公"。中国古代是官本位的社会，做过什么官儿，就称呼什么官职。淳于意很早就开始学医了，而且完全是出于爱好。他先跟公孙光学习，三年后公孙光把他推荐给公乘阳庆。这时公乘阳庆已经80多了，他要求淳于意把原来学的那些全都忘掉，从零开始，学习黄帝、扁鹊的脉书，五色诊病的方法。淳于意又学了三年后，医道精进，声名鹊起。

　　淳于意最大的贡献在于留下了二十五个医案。如果不是记忆力超群，就一定是他在当时做了诊疗记录，所以才能够在汉文帝询问时，对答如流。

　　淄川王的一位后宫娘娘身怀六甲，到生产的时候却难产，便请淳于意去看病。他用莨菪散剂，配成药酒，让产妇喝下去，孩子很

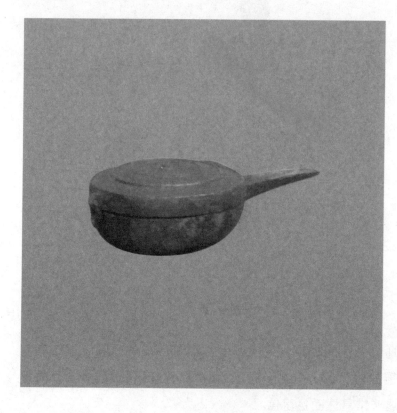

汉银灌药器

快就出生了。产后，他没有立刻就走，又给产妇号了一下脉，他认为产妇脉躁，体内还有残存的病，就又开出硝石一剂，产妇服后流出凝如豆粒的瘀血五六枚。

　　齐王的大舅子黄长卿在家请客，淳于意也被请去了。他看了看王后的弟弟宋建，对他说："您有病，四五天前，您曾经感到腰胁疼痛，不敢伸腰，小便困难。如果不抓紧治疗，病邪就会进入肾脏，您要趁着病尚未侵入五脏，赶快医治。现在，病正要进入肾区，就是人们常说的肾痹。"宋建一听，的确如此，就说："前五六天下雨，黄家几个女婿在我家，看见粮仓下面有一块方石头，就练起了举重。我也举了一把，没举动就放下了。到了晚上，觉得腰疼，小便困难，到今天还没好。"淳于意听后用柔汤——温补药给治好了。

淳于意的医案都有名有姓，大多是给上层社交圈子里的人看病。而且理法方药大体与《黄帝内经》相一致，他的医案大多用汤剂治疗疾病。

当时有人不喜欢淳于意的生活态度，认为他"左右行游诸侯，不以家为家，或不为人治病"。汉文帝四年（公元前176），有人告状，按照刑律，淳于意被判肉刑，押往长安受刑。官差押着淳于意即将启程，他的五个女儿跟在父亲后面哭泣。淳于意生气地骂道："养孩子不如养男孩儿，不然到了紧急关头连个能帮一把手的都没有！"这句话给了小女儿缇萦极大的刺激，她毅然决然地跟随官差和父亲一行，从临淄一直走到长安。然后给汉文帝写了一封信，大意说：我的父亲做太仓长，为官清廉，齐国人都称赞，可是现在犯

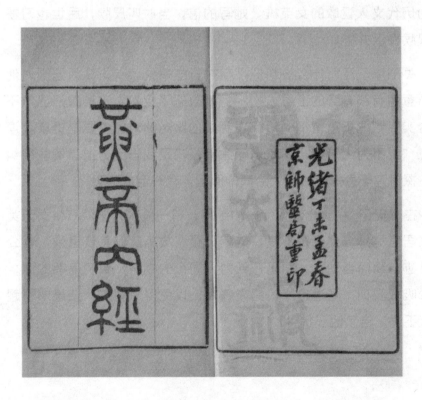

《黄帝内经》内文

法了，将要处以肉刑。我痛切地感到，人死了不能复生，因受刑而断掉的肢体不能再接续上。即使想要改过自新，也不可能了。我愿意把自己交给官府，充当官婢，赎父亲的罪，使他免于肉刑，让他有改过自新的机会。这封信感动了以孝治国的汉文帝，他答应了缇萦的请求，同时宣布废除五种肉刑中的三种。

汉文帝是一个亲民型皇帝，赦免了淳于意后，又召见这位山东名医，让他一件一件地叙述自己行医的诊籍。汉文帝与淳于意在朝廷上讨论医疗工作，听取医生的汇报，颇有点儿像《黄帝内经》中的黄帝和岐伯等人探讨医学问题的情景。

缇萦是中国历史上第一位给皇帝写信，并得到正面回应的民间女子。此后，她成为家喻户晓的孝女。她的知名度远在其父之上，成为历代文人讴歌的女英雄。她写的信，当时叫尺牍，后世也习惯用尺牍表示书信。

关于淳于意为什么被判刑，存在一些争论。有人认为是因为他不愿意为有钱有势的上层人物服务，惹怒了权贵。这种看法显然不符合实际，淳于意留下的诊籍表明，他服务的对象主要是贵族。淳于意"或不为人治病，病家多怨之者"，是我国历史上首例医患纠纷，探讨淳于意拒绝给别人治病的原因，有一定借鉴意义。

在《史记·扁鹊仓公列传》的结尾，有一段"太史公曰：女无美恶，居宫见妒；士无贤不肖，入朝见疑。故扁鹊以其伎见殃，仓公乃匿迹自隐而当刑"。司马迁认为，同行的嫉妒，要了扁鹊的命；仓公吸取教训，匿迹自隐，韬光养晦，以免得罪同行。结果却引起病人不满，告了他一状。

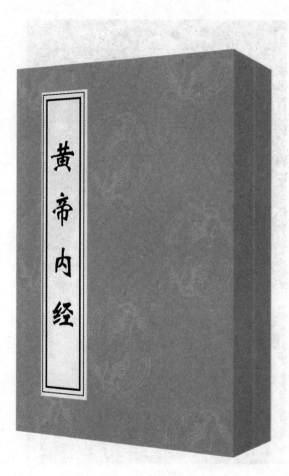

黄帝内经

《黄帝内经》

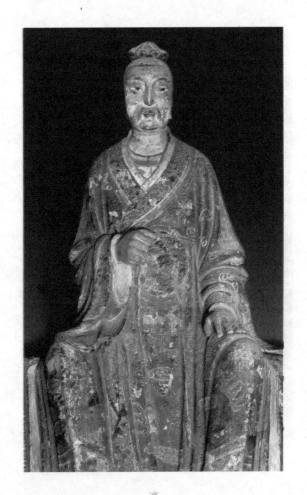

淳于意雕像

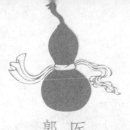

东汉时期，四川北部广汉地区出了一位杰出的医学家，他的名字叫作郭玉。

提起郭玉，就要先介绍一下他的师祖——涪翁。涪翁是一位民间医生，爱好钓鱼，整天在涪水边上垂钓，没有人知道他的姓名，也没有人知道他的家乡在什么地方。当地人问他，他还装聋作哑，人们也问不出个所以然来。涪翁钓鱼总爱挪地方，行踪不定，哪儿鱼多就到哪儿去。他常常拎着鱼到当地人家去，一边吃一边给病人看病扎针。因此他就有了一个外号，叫作"涪翁"。涪翁不仅会看病，还有著作，《针经》《诊脉法》都是他寄居在村民家里写成的。

涪翁的名望不胫而走。有一个年轻人名叫程高，因仰慕涪翁的为人和医术，便四处打听，试图寻找涪翁的踪迹。在涪水两岸的每一处沟汊地带，他看见垂钓的老人就打听，但很久也没找到。原来涪翁猜测程高来找他是为了学医，故意躲着不见，想考验一下程高的诚心。程高锲而不舍地寻找，终于感动了涪翁，涪翁把毕生所学全都教给了程高。程高继承了涪翁的医术，同时也继承了他隐迹不仕的生活态

中医
ZHONG
医 Yi
故 GU
事 SHI

30

荟
HUI
萃
CUI

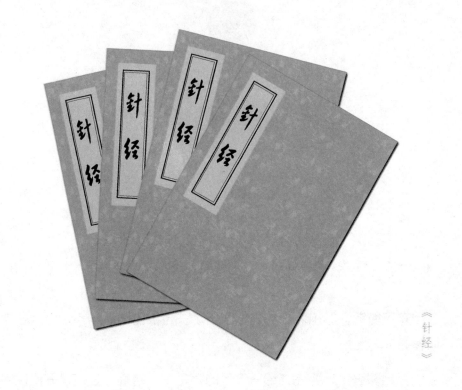

《针经》

度，在民间行医。

　　郭玉自幼跟从程高学习医术。不但掌握了当时最精妙的诊断治疗技术，而且还学会了房中养生的方法。但他没能坚持涪翁和程高的隐逸道路，做了汉和帝（88—106）的太医丞。郭玉医术精湛，引起了汉和帝的注意，想要考一考他，便想出一个办法。他先让一个手腕皮肤长得特别细腻的小太监与一个女子待在帷幕后面，两个人各伸出一只手，看起来像是一个人的左右手，假装成一个病人，然后命令郭玉给这个病人诊脉，要求他说出病人的症状。郭玉分别摸了摸两只手的脉象，然后说："左手为阳，右手为阴，脉象表明，一只手是男人的，另一只手是女人的，并不是一个人的脉。我怀疑这里面有问题。"汉和帝没能难住郭玉，只好老实承认，并大加赞扬。

郭玉并没有因为受到皇帝赞扬而骄傲自满，他对待病人总是秉持仁爱精神，富有同情心。即使是对待贫穷的百姓、劈柴做饭的奴仆，也一定竭尽心力；而给达官贵人看病，有时候却治不好。这种现象引起了汉和帝的注意，他又做了一次别出心裁的实验：让一个患病久治不愈的贵族穿上破旧的穷人服装，搬到茅草房里去住，然后找郭玉来诊治，郭玉一针下去就手到病除。

汉和帝找来郭玉问："为什么对贵族和平民的态度不一样？"郭玉回答："医之为言意也。"意思是，医学要靠意念治病。人的皮肤肌肉，非常细微，医生扎针要随着自己的呼吸运用技巧。针刺什么穴位，相差一丝一毫就会导致完全不同的结果。最高的技巧存在于心手之间，可以意会而不可以言传。那些达官贵人高高在上，居高临下地对待我，我心怀恐惧地仰视他们，给他们看病，有四个方面的难处：自以为是，不信任我，这是第一难；不注意保养自己的身体，这是第

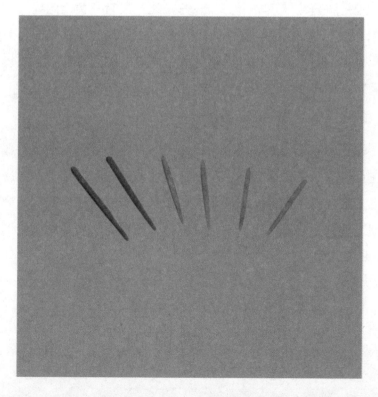

西汉金银针

二难；筋骨不结实，医生不敢大胆用药，这是第三难；好逸恶劳，这是第四难。进针的深浅有细微差别，时辰的计算也存在误差，再加上医生用一颗忐忑不安的心，反复权衡得失利弊，把意念都用在琢磨怎么才能不得罪人上了，哪儿还有心思考虑病情呢？这就是他们的病不好治的原因。汉和帝听了这番话，觉得很有道理。郭玉在太医丞的官职上，一直任职到老死。

郭玉所说的"医之为言意也"，成为医学界的流行语。唐代的许胤宗把这句话改为"医者，意也"，含义是一样的。古人认为医学的医跟意念的意，音义相通，而医生要靠意念、意图来治病，强调思考、悟性在诊疗中的作用。

郭玉的医术主要表现为针刺。他的师祖涪翁的著作里有《针经》，可以肯定在公元一百年以前就已经出现了相当完善的针灸理论和许多掌握精湛针灸技术的医生。但是，几乎与郭玉同时而略早的班固（32—92）所著的《汉书·艺文志·方技略》只有《黄帝内经》，而没有《针经》，难道《针经》真是《黄帝内经》的一部分吗？或者《针经》是某个医学教育机构编纂《黄帝内经》的蓝本吗？当然也不能排除另外一种可能：班固照抄比自己早一百多年的刘向（前77—前6）的《七略》，没有看到涪翁所著的《针经》。

从《郭玉传》的记述中可以看出，当时有许多像涪翁这样的民间医生，在互不联系的艰苦条件下从事针灸理论的总结工作，他们应该是《黄帝内经》的原创者。《后汉书》作者范晔没有告诉我们，郭玉是否整理过他师祖涪翁传下来的《针经》，所以无法肯定郭玉在《黄帝内经》形成过程中的贡献。

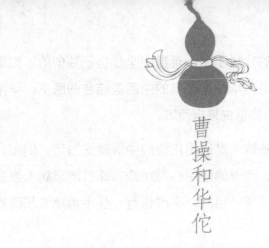

曹操和华佗

　　历代医生中，没有哪一个人比华佗更家喻户晓的，也没有哪一个人的遭遇比华佗更令人感慨唏嘘的。而这些，很大程度上都是因为他与曹操的关系非同一般。

　　华佗和曹操是同乡，都是沛国谯（今安徽亳州）人。两个人的年龄相差10岁左右，华佗大约生于公元145年，曹操生于公元155年，按理说，两人没有什么利害冲突，本不该成为敌人。然而，正是曹操杀死了华佗，留下了一桩历史疑案。那么曹操为什么一定要杀华佗呢？

　　华佗年轻时，就"游学徐土，兼通数经"，但是无论是地方官推举他为孝廉，还是军队首长的征召，都遭到他的拒绝，自己阻断了通往官场的途径，他选择在民间从事行医。这种做法，与涪翁、程高等隐逸人士大体相同。不过，华佗生逢乱世，拒绝与权贵合作，应该说是明哲保身的一种选择。《三国志》和《后汉书》都没有介绍华佗学医的经过，估计是在游学的时候，受到了高人指点，或者得到了什么奇书。东汉明帝（58—75在位）以后，印度医学随着佛教传入中原，因此也不能排除华佗接受印度、波斯、罗马医学的可能性，否则他那

"断肠湔洗，缝腹膏摩"的外科手术，难道完全是自己独创的？如果这样推测不错，那么可以说，华佗是最早的中西医结合的医生。华佗发明的麻沸散，里面有的药物据说来自西域。

华佗留下的医案，大多数还是运用正统的中医理法方药，例如：他对倪寻和李延同病异治；传说他运用心理疗法，通过激怒病人治愈郡守，然后又全身而退；等等。当然，不时也有一些手术疗法和随机应变、不拘一格的疗法。

曹操削平群雄以后，困扰他的"头风"日趋严重，于是让华佗到身边，给他当保健医。曹操一犯病，华佗就给他扎针，手到病除。可是，这头风病，虽犯病时疼痛难忍，但平时就跟好人一样。华佗闲不住，总想给别人看病。于是，华佗想出一个办法，"泡病号"。他谎称老伴有病，需回家去照顾，结果一去不归。曹操派人到他家去核实，戳穿了华佗的谎言，谋士荀彧为他说情也不行，最后把华佗杀了。

中医
ZHONG
医
故 YI
事 GU
SHI

34

荟
萃 HUI

CUI

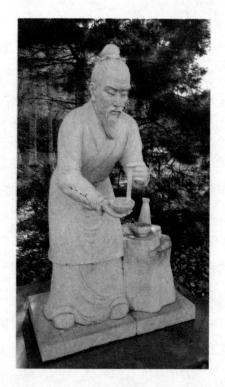

华佗像

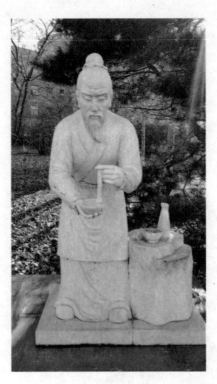
华佗像

曹操杀华佗，仅仅是为了整饬纪律吗？

华佗不伺候曹操，仅仅是因为想家吗？

《三国志》里有这样几句话："然本作士人，以医见业，意常自悔。"《后汉书》则说华佗"恃能厌事，耻于为医"。解开曹操、华佗矛盾的钥匙，就在这短短的几句话里。

士人，就是贵族。东汉末年士族与庶族的矛盾十分尖锐。华佗出身士族，生计无忧，他从事医学活动，并不是为了糊口，而是一种乐善好施的举动。

本作，语本《荀子·致士》中记载："故士之与人也，道之与法也者，国家之本作也。"唐代杨倞注：本作，犹本务也。清代王念孙的《读书杂志·荀子五》中有一则考证："杨未解作字之义。国家之本作，道法之总要，相对为文。作者，始也，始亦本也。"根据王念

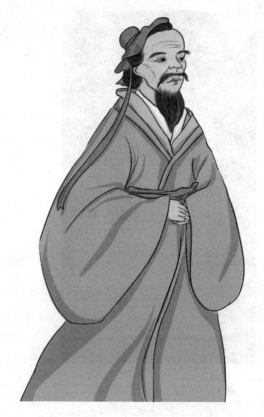

华佗

孙的解释，"本作"在《荀子》里的含义相当于根本，或者根基。那么，《华佗传》里的"本作"，又怎么解释呢？笔者认为还是应当从"根本"义去引申，理解为世代相传，祖祖辈辈，也就是说，华佗出身于世袭的名门贵族，很可能是某个功臣的后代。

曹操的出身经常受到别人诟病。他是宦官的养子，在汉末宦官作乱、民愤很大的历史背景下，其名声肯定不怎么样。

以医见业，就是靠行医来光耀门庭。这在别人看来，可能是一件值得夸耀的事，而在华佗这样的士族看来，简直就是耻辱。更何况是专门给曹操这样出身的人去扎针，招之即来，挥之即去。对于这句话里面的"业"字，山东友人邵冠勇君认为是动词，含义是成就功业，光宗耀祖，并举《战国策》里赵威后问齐使的两个"何以至今不业"

为证，得之矣。

这样看来，华佗假借"泡病号"被杀，表面上是两人之间的赌气，实质上却隐藏着新旧贵族之争。曹操在维护自己的权威，华佗在维护自己的尊严。在古代，这种冲突经常发生在社会急剧变革的时代。

唐代文学家刘禹锡专门写过一篇文章评论华佗之死，认为"贤者不能无过，苟置之理（告上了法院）矣，或必有宽之之情"。大意是：对人才要宽宥。他对曹公颇有微词，径称之"壬人"，即"佞人"，奸佞之人。这种批评，大约与他自己受到排挤的经历有关。

曹操杀了一些名士，因不便将孔融直接杀掉，便假借别人之手去杀；杨修窥破隐秘，曹操以动摇军心之罪名杀之。华佗那点儿过错，无论是用年老体弱，还是用工作需要，都可以赦免。但曹操偏不，还撂下一句狠话："不忧，天下无此鼠辈耶！"看来他是把华佗研究透了，留下华佗也不能给自己根除头风病，所以人才也就成了"鼠辈"，杀死华佗才可以解心头之恨。然而，后来他还是懊悔不已，只因为爱子仓促病死，得不到华佗救治而忍受老年丧子之苦。

华佗临死时曾取出一卷书，但狱吏畏法不敢接受，便烧掉了。论者有谓此书即"活人书"。也有人认为是治疗头风之书，并提出《华佗传》"当得家书方欲暂还耳"，断句应在"方"字后。窃以为不能排除此书就是记载"麻沸散"等秘方的华佗自著书。

20世纪80年代，有一位日本学者在日文杂志上著文，提出华佗是波斯人，不是中国人。理由是当时已经有不少波斯人定居中原，华佗病例里常出现蛇，华佗古代发音"kata"，是古印度语"神王"之意。这就引发了一场华佗保卫战。长春中医药大学郎需才教授用日文连续发表华佗生平考，证明华佗是地地道道的中国人。后来，这位富有想象力而缺乏严谨治学态度，又极想一鸣惊人的日本学者，不得不公开承认错误。

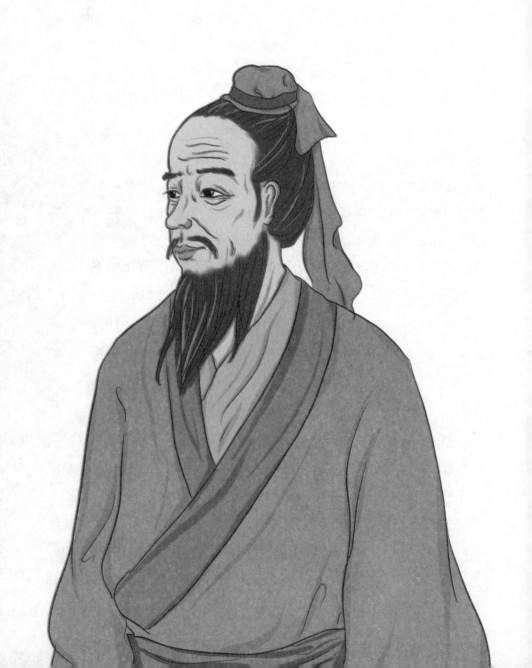

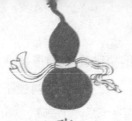

张仲景见王仲宣

　　医圣张仲景生活在东汉末年，但《三国志》和《后汉书》都没有他的传记。西晋皇甫谧在《甲乙经序》里说："仲景见侍中王仲宣，时年二十余，谓曰：君有病，四十当眉落，眉落半年而死，令服五石汤可免。仲宣嫌其言忤，受汤勿服。居三日，见仲宣，谓曰：服汤否？曰：已服。仲景曰：色候固非服汤之诊，君何轻命也！仲宣犹不言。后二十年果眉落，后一百八十七日而死，终如其言。"这为后世学者提供了一个可靠的历史坐标，因为王仲宣就是建安七子中的王粲，他的生平是有案可稽的。

　　《三国志·王粲传》中记载，王粲是山阳高平（今山东微山两城镇）人，生于177年，死于建安二十二年（217年）。他遇见张仲景应是建安二年（197年）。皇甫谧（215—282）生活的年代距离张仲景并不遥远，他讲的故事应该是可信的。

　　王粲是当时著名的才子，17岁时到长安，见到文坛领袖蔡邕，蔡邕自叹不如。后来董卓作乱，王粲到荆州依附刘表，劝刘表归顺曹操。但刘表"以粲貌寝而体弱通脱，不甚重也"。刘表以貌取人，嫌王粲长得太丑，怕影响了他执政团队的形象。王粲的《登楼赋》里有"惧匏瓜之徒悬兮"一句，大约是不满刘表不重用他，所以发出"虽信美而非吾土兮，曾何足以少留"的牢骚。他后来加入曹操阵营，文学成就居建安七子之首。

他的《七哀诗》描述了董卓之乱给人民带来的苦难，令人不忍卒读：

> 出门无所见，白骨蔽平原。
>
> 路有饥妇人，抱子弃草间。
>
> 顾闻号泣声，挥涕独不还。

王粲与张仲景在荆州襄阳相遇。这时，王粲沮丧的情绪挂在脸上，被张仲景一眼看出，于是发生了那段对话。不过，仅凭望色就断言二十年以后的事儿，好像有点儿说不通。而且，皇甫谧服食五石散

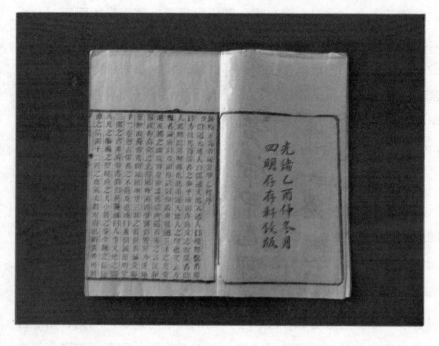

《甲乙经》序

即寒食散，身受其害，他还会相信五石散能治王粲的病吗？也许是他听别人转述故事，不便改动，再加上预言非常准确，就写进了《甲乙经序》。

张仲景在《伤寒论序》中说：余宗族素多，向余二百。张氏家族是一个名门望族，而南阳张家在张氏十四望中，排名第二。张仲景年轻时颇有名气。据《太平御览》引《何颙别传》称："同郡张仲景总角造颙，谓曰：君用思精，而韵不高，后将为良医，卒如其言。颙先识独觉，言无虚发。"所谓用思精，大约相当于逻辑思维能力强；韵不高，大约相当于形象思维能力差。不知道这位姓何的预言家根据什么如此准确地品评一个十几岁的男孩，真叫人佩服。古书中经常有这种预言，其实是综合言谈举止、家族传统、相貌特征等诸要素做出的判断，所谓名人精赏鉴，并不是无稽之谈。

据甘伯宗《名医录》中记载，他曾"受术于同郡张伯祖，时人言识用精微过其师"。这是有关张仲景学医仅有的文字资料，不知是何时何地学医，也无法判断此后是否从事医疗工作。但是，有迹象表明，张仲景承载着家族的期望，曾沉浮于政治的风浪中。他在荆州遇见王粲，似乎不像是他开了一个诊所，王粲慕名前去就诊，倒像是在一个贵族聚会的公共场合相遇，或者是张仲景慕名前往王粲家，求他代为引见刘表。这时，王粲正在刘表麾下出谋划策，张仲景也不像是给刘表当保健医的。据考张仲景本家南阳人张羡曾任长沙太守，于建安三年（198）叛表，张羡病死，其子张怿继续叛表，公元201年被刘表平定。这时刘表需要一个没有政治野心的张氏家族成员出任长沙太守，正好看中了张仲景。张仲景于公元197年到达荆州，给刘表留下了良好的印象，也许是张仲景望诊王粲与刘表的以貌取人间有着某种契合，这位在袁绍与曹操之间举棋不定的荆州牧对他感到十分满意。这样张仲景于202年成为长沙太守。在府衙里闲居无事，这位关心民

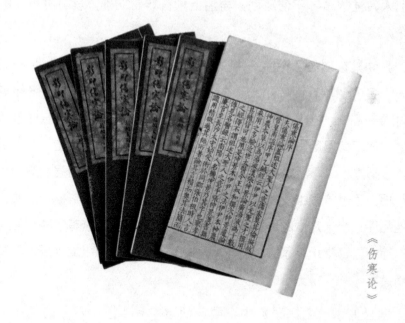

《伤寒论》

间疾苦的太守给官民看病，留下"坐堂"的典故，是完全可能的。同样，《伤寒杂病论》的主体也应该是他在长沙当太守的短暂任期内完成的。

张仲景长期在外奔波，家乡的族人大都死于伤寒，他也只能"感往昔之沦丧，伤横夭之莫救"。但他写下了自己潜心研究的成果，这使后人得以"见病知源"。

写完《伤寒杂病论》后不久，张仲景就去世了，没有人知道他是死于战乱，还是死于疾病，或者是死于积劳成疾。他去世的时间要比王粲早十年左右，未能看到自己一语成谶的结局。

关于张仲景的生平事迹，还有一点要讨论。唐代甘伯宗在《名医传》中说："南阳人，名机，仲景乃其字也。"几乎没有人知道张机这个名，但都会觉得"仲景"像是二十岁时依据名而起的字，根据这个字，可以肯定他排行在二。那么，"机"和"景"有什么词义上的联系呢？日本学者多纪元简说："《三异序》中，仲景名作玑字，考机古与玑通。《书·舜典》璇玑玉衡，《释文》云：玑，本作机。《晋书》陆机字士衡，可以证矣。"多纪元简的考证是有道理的。但是，"璇玑玉衡"跟"景"又有什么联系呢？原来"景"通"影"，用璇玑玉衡观测天象，要依据投影的移动。

张仲景预言王粲四十岁眉落，半年后死亡，颇有几分神秘色彩。《黄帝内经》中的对疾病预言的推测，时间都比较短。《华佗传》中的预测时间，有的三天，有的五天，有的三年，有的十年，最多的是"军吏李成"十八年。估计当时盛行人物品鉴，预测吉凶祸福、生老病死是一种时尚。撰写史书的人依据传闻，难免会有夸张不实之处。

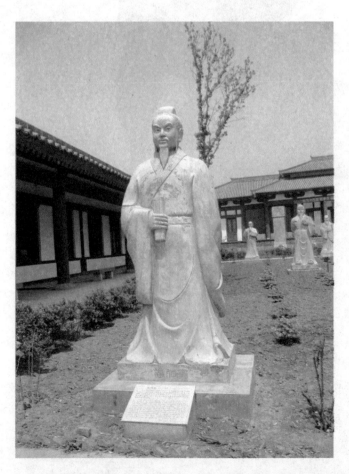

张仲景像

f

张仲景见

43

王仲宣

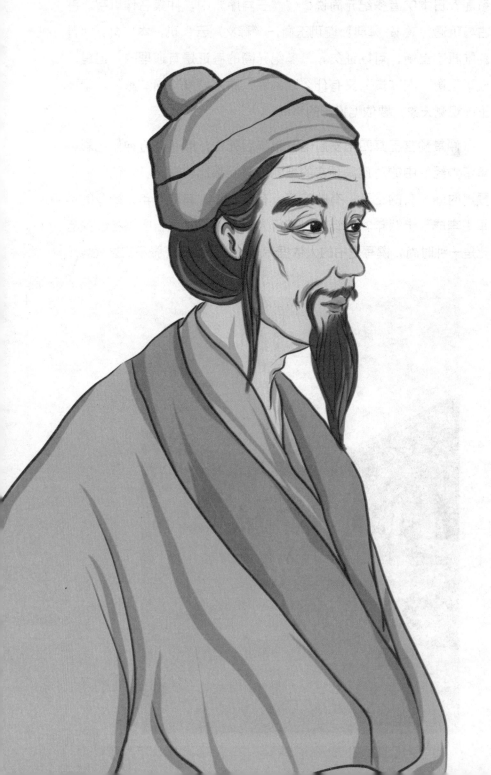

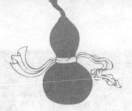

浪子回头皇甫谧

古代医家中，皇甫谧出身世族，人生经历十分曲折。他一生以著述为业，在医学史和文学史上都负有盛名。

皇甫谧是安定朝那（今甘肃省灵台境内，一说今宁夏固原东南）人，他的曾祖父是东汉末年著名将军皇甫嵩，曾当过太尉，相当于现在的国防部长，以平定黄巾起义闻名于世。但是，到了皇甫谧这一辈，昔日的荣耀早已荡然无存，他被过继给了叔父家。叔父和婶娘家里没孩子，对皇甫谧疼爱有加，娇生惯养，结果，二十岁了，他还不爱学习，游手好闲，惹是生非。乡亲们见了这个不良少年，都远远地躲着，认为他不务正业。叔父一家特别着急，却无计可施。

男孩子淘气，是激素分泌旺盛的表现，生命力、创造力常常就隐藏在恶作剧和离经叛道的言行中。做父母的只要紧握亲情这根绳索，不放弃，不抛弃，就有希望唤回另一个皇甫谧。一年夏天，皇甫谧在街上买了几个香瓜，特别甜，忽然想起婶娘前几天说，今年天旱，香瓜一定特别甜，就把香瓜拿回家去给婶娘品尝。婶娘被皇甫谧从未有过的孝亲举动感动得不知所措，她知道孝顺父母是一切善行的基础，

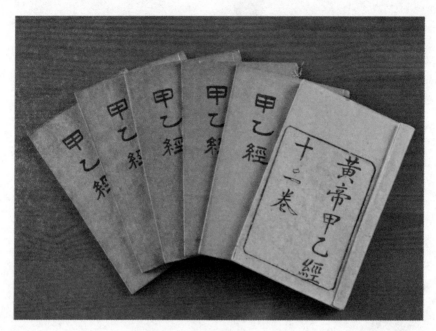

《甲乙经》

这个浪子要回头了。但是，想起孩子的劣迹，便担心他的前途，忍不住声泪俱下地说："你有这份孝心，我很高兴，可是，这香瓜我吃不下去。《孝经》中说，整天用大鱼大肉供养父母，也算不得尽孝道。你今年都二十岁出头了，还不爱学习，不走正途，我怎么能开心呢？"说着说着，想起从小对这孩子娇生惯养，自己也有责任，就检讨起来："当年孟子的母亲为了孩子健康成长，三次搬家；曾子为了教育孩子诚实守信，杀掉小猪。是不是我家邻居对你影响不好，或者我言传身教做得不够呢？为什么你这么不开窍呢？"

这番发自肺腑的话，感动了皇甫谧。此后，他拜同乡学者席坦为师，从头学起，发誓要追回失去的光阴。当时叔父家并不富裕，靠耕种几亩薄田维持生活。皇甫谧就一面参加劳动，一面刻苦学习，下地干活时也带着经书，随时随地诵读。经过几年的努力，他已经博览诸子百家经典，成为一位知名的学者。这时的皇甫谧，已经是一个沉静寡欲、道德高尚的人了，他决心隐居民间，著书立说，自己起了个别号，叫"玄晏先生"。很明显，这个别号带有浓厚的老子、庄子思想。

皇甫谧生活在魏晋之交，当时政治风云变幻莫测，各贵族之间明争暗斗，不断有人试图把他拉进自己的阵营，借助他的名望，以壮大实力，还劝他"修名广交"，就是要广交朋友，提高自己的知名度。但是皇甫谧对功名利禄不感兴趣，他认为"居田里之中亦可以乐尧舜之道"，巧妙地利用曹氏和司马氏打着的尧舜禅让的旗号，避开了危机四伏的官场厮杀。同时，他也小心谨慎地避免卷入类似"竹林七贤"那样的文人集团，不让当权者抓住什么把柄。就这样，皇甫谧一心钻研历史，废寝忘食，笔耕不辍。又有人给他起了个外号，叫作"书淫"，意思是爱书胜过爱美女。他的著作大多远离当时政治，例如《高士传》《逸士传》《列女传》等。

长期的伏案工作，损伤了皇甫谧的健康，他四十岁左右便患上"风痹症"，即半身不遂，右腿萎缩短小，耳朵聋。陆续请了几个医生诊治一百多天，也不见好转。他开始自己看医书，找药方，结果误

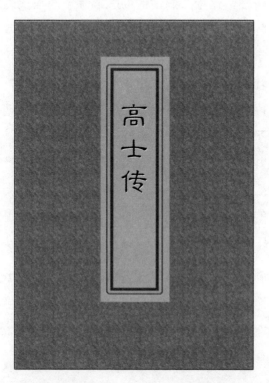

《高士传》

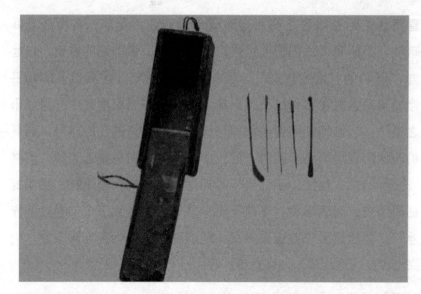

针灸针

用当时流行的寒食散，旧病未愈，新病更剧，隆冬数九，必须脱光衣服，吃冰块；盛夏酷暑，时而闷热难耐，时而浑身寒战。

皇甫谧因祸得福，这场大病使他彻底消除了司马氏的疑虑，摆脱了权力斗争的危险，同时也使他的注意力转向了医学领域，中国也多了一位伟大的医学家。这位自学成才的医学家正应了那句古话：久病成良医。吃药有什么效果，什么感觉，他都亲身尝试过；扎针有什么效果，针感怎么传递，他都亲身体验过。尤其是针灸，他一边读书，一边验证，取得了比正常人更多的真知。为了便于查找，他把古代流传的《素问》《九卷》《明堂孔穴针灸治要》这三部与针灸有关的著作，分门别类地汇编成一部书，名叫《甲乙经》。这部凝结着皇甫谧半生心血和智慧的书，不但是最早的医学类书，而且也是中国最早的类书之一，具有开创性。

皇天不负苦心人，在撰写《甲乙经》的同时，皇甫谧的病也得到了控制，他一直活到68岁，而且还带出了挚虞、张轨、牛综、席纯等几位名臣，其中挚虞所著《文章志》《流别集》颇负盛名。

《甲乙经》这部彪炳史册的巨著，在《晋书·皇甫谧传》里未见著录。《隋书·经籍志》中有"黄帝甲乙经十卷"的记载，但没有注明作者。但有皇甫谧自己写的序言，证明此书著作权的归属毋庸置疑。房玄龄的《晋书》没有载录《甲乙经》，可能因为他更多地从政治历史的角度看待皇甫谧的著作，所以列举了《帝王世纪》《玄晏春秋》等。唐朝人并不怎么重视医学，韩愈也说过："巫医乐师百工之人，君子不齿。"

那么为什么叫作"甲乙"呢？对于这个问题，日本学者多纪元坚认为："玄晏原书，以十干列，故以甲乙命名。"原来这部书分为十卷，从甲卷开始，直到癸卷。按天干、地支排列，大约是当时的风气。

皇甫谧在《甲乙经》序里说："夫受先人之体，有八尺之躯，而不知医事，此所谓游魂耳！虽有忠孝之心，慈惠之性，君父危困，赤子涂地，无以济之。"这句话与张仲景的"上以疗君亲之疾，下以救贫贱之厄，中以保身长全"，一反一正，表述了儒家的医学理念，成为历代医家的座右铭。

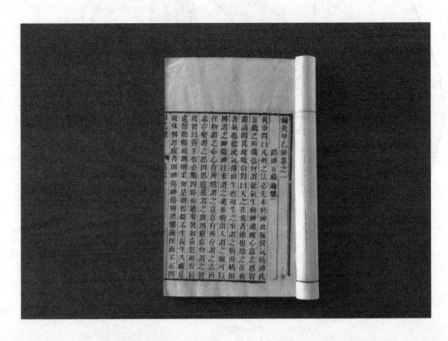

《甲乙经》

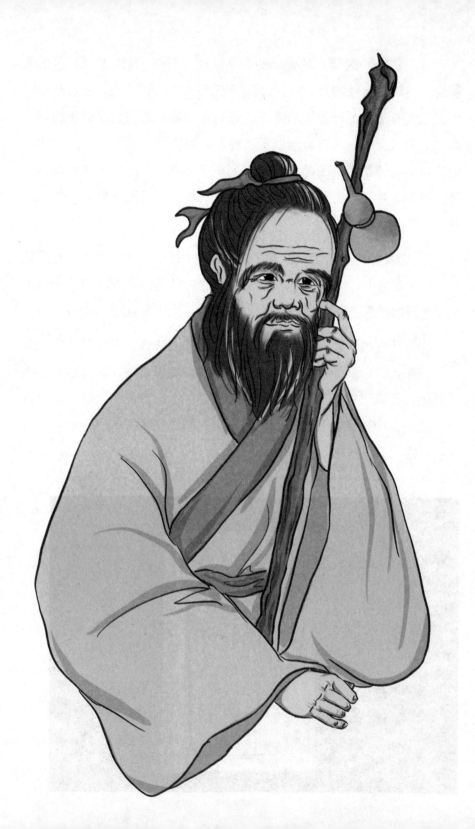

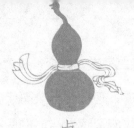

王杨卢骆当时体，

轻薄为文哂未休。

尔曹身与名俱灭，

不废江河万古流。

诗圣杜甫的这首《七绝》，是在为唐初四杰辩护，认为一个时代有一个时代的文学潮流，不应该用今人的标准去要求古人。虽然今天看来，江河也有"生老病死"，并非万古长流，但杜甫对"王杨卢骆"的评价仍然值得我们深思。这四位文学家之中，卢照邻曾经拜孙思邈为师，《新唐书》《旧唐书》的《孙思邈传》都记载了他们师徒二人的问答。

卢照邻（约635—685）是幽州范阳（今河北涿州市）人。他擅长七言古诗，著名的《长安古意》洋洋洒洒达476字，描写了唐代长安城的繁华及其奢侈的生活，最后指出：

节物风光不相待，桑田碧海须臾改。

昔时金阶白玉堂，即今惟见青松在。

　　卢照邻的仕途还算顺遂，但他中年染恶疾，遂弃印绶而隐于颍水之滨。他得的"恶疾"就是麻风病，当时的医疗条件无法治愈。这种病唐代称为"疠"，刘禹锡《鉴药》中记载的"疠者造焉而美肥"，就是指这种严重影响面容和肌肉的怪病；元代称为"癞"，《丹溪翁传》中记载的"一贫妇寡居病癞"，也是指这种不治之症。中原地区本来没有这种传染性极强的病，其大约是南北朝以后从境外传入的。笔者小时候在重庆，经常看到离家不远的街道上，有一个麻风病人，坐在草垫上乞讨，耳朵、鼻子、嘴都已变形，手脚全都烂掉，只剩下腕、踝以上部位。行人都远远地绕过他，不敢靠近。据说20世纪50年代以后，麻风病人被隔离集中居住在岛上、密林中。现在的年轻人几乎无人知道这种肆虐了一千多年的恶疾，当年人们对它的恐惧，就像今人恐惧艾滋病一样。

　　公元673年，卢照邻病卧在长安的一个官舍之中，听别人介绍孙思

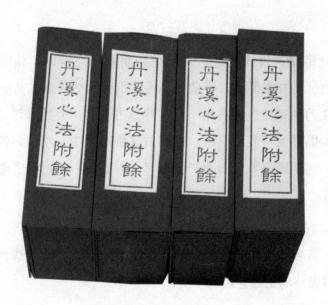

《丹溪心法附余》

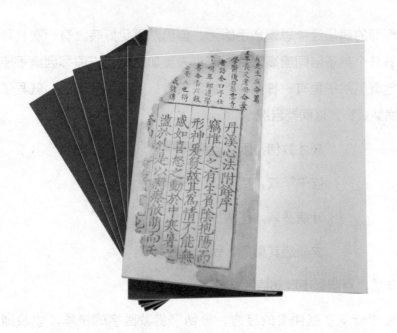

《丹溪心法附余》

邈，就前去拜见。这位43岁的诗人与93岁的医生之间，不仅是医患关系，还因为两个人都通晓佛道两家学说，所以成了忘年交。卢照邻的《病梨赋》结尾说："生非我生，物谓之生；死非我死，谷神不死。混彭殇于一观，庶筌蹄于兹理。"可见他面对死亡是多么坦然。他评论孙思邈"道合古今，学殚数术。高谈正一，则古之蒙庄子；深入不二，则今之维摩诘"。正是由于卢照邻的评价被采录进传记，才使后人认识了一个完整的孙思邈；也正是由于卢照邻刨根问底的请益，才使孙思邈有机会全面系统地论述天人合一的医学理念。

孙思邈把人的正常生理比作"天地之常数"，而把人的各种病态比作"天地之危诊"。例如他认为："寒暑不时，就像人感冒发烧；地震后出现的'石立土踊'，就像人长的瘤赘；山崩土陷，就像人长的痈疽；狂风暴雨，就像人喘不上气；江河断流，就像人营养不良。"

孙思邈留给后世医生最宝贵的格言是"胆欲大而心欲小，智欲圆而行欲方"。

卢照邻的病虽经孙思邈亲手医治，但仍然不见好转。有一次，孙思邈领着几个弟子陪同唐高宗到九成宫去参加活动，卢照邻因病不能前往。他看见院子里有一株梨树，被病虫害折磨得半死不活，就写了一首《病梨赋》，以病梨自况：

> 高才数仞，围仅盈尺。
>
> 修干罕双，枯条每只。
>
> 叶病多紫，花凋少白。
>
> 夕鸟怨其巢危，秋蝉悲其翳窄。

七年后，卢照邻不胜病痛，自投颍水而死。

孙思邈继承了张仲景的经方，吸纳了佛教医学的精华，以及道教养生的要诀，开创了唐代医学崭新的风貌，先后完成医学巨著《千金要方》和《千金翼方》，大大地拓宽了医学的领域。由于他寿命很长，因此生前就流传着一些有关他的传说，并且渐渐地被当时的人们神化了。后人把他奉为"药王"，焚香顶礼，以表达崇敬之情。

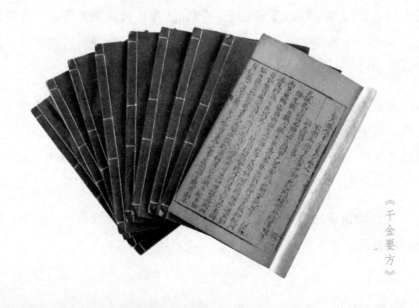

《千金要方》

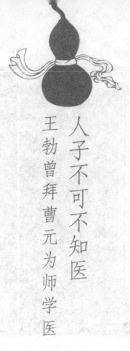

人子不可不知医

王勃曾拜曹元为师学医

王勃是唐初四杰之一。他那篇脍炙人口的《滕王阁序》几乎成了区分文野、雅俗的标志。

王勃（约650—676），字子安，祖籍太原祁门，后寄居绛州龙门（今山西河津）。他是隋代大学者王通的孙子，6岁就会写文章，不到20岁便参加了幽素举的考试，及第。唐高宗乾封初（666），接连写作《震游东岳颂》《乾元殿颂》等歌功颂德的文章，希望得到皇帝的赏识，但唐高宗李治并没有提拔他。669年8月，王勃到四川去旅行，看见山涧底下长着一棵松树，"冒霜停雪，苍然百丈。虽崇柯峻颖，不能逾其岸"，就写了一首《涧底寒松赋》，抒发怀才不遇的郁闷，结尾说：

盖用轻则资众，器宏则施寡。

信栋梁之已成，非榱桷之相假。

徒志远而心屈，遂才高而信下。

他在《寒梧栖凤赋》里表达了希望得到朝廷重用的意愿：

若用之衔诏，冀宣命于轩阶。

中医
ZHONG
医
YI 故
GU 事
SHI

56

荟萃
HUI
萃
CUI

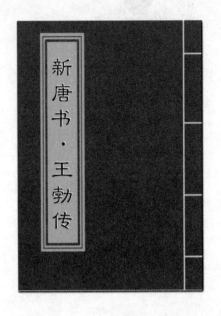

若使之游池，庶承恩于岁月。

可谓择木而俟处，卜居而后歇。

也难怪王勃那么自负，据《新唐书·王勃传》中记载："勃属文，初不精思，先磨墨数升，则酣饮，引被覆面卧。及寤，援笔成篇，不易一字，时人谓勃为腹稿。"后来，王勃被沛王李贤看中，做了沛王府修撰。有一次，几个王爷斗鸡，互有胜负。王勃写了一篇《檄英王鸡文》凑趣。这篇文章今已失传，估计无非是说英王的鸡过度武装，爪子、嘴巴上拴了些护具和刃具，有犯规之嫌。没想到，宫廷内部的勾心斗角由此而闹得不可开交，告到了皇帝那儿。李治看了《檄英王鸡文》，勃然大怒，说："这篇文章企图挑拨皇族之间的关系，从今以后王勃不许入王府。"过了很久，才让王勃做了虢州参军，据说虢州多药草，在那儿可以采药。

王勃认识了一位名叫曹元的医生。这位自称得到《难经》真传的医生，叙述《难经》流传的历史说："岐伯以授黄帝，黄帝历九师以授伊尹，伊尹以授汤，汤历六师以授太公，太公授文王，文王历九师以授医和，医和历六师以授秦越人，秦越人始定立章句，历九师以授华佗，华佗历六师以授黄公，黄公以授曹夫子。"说得有名有姓，难分是真是假。这个曹元还会"遥望气色，彻视府藏，浇肠刳胸之术"，王勃对他佩服得五体投地，就拜曹元为师，据《新唐书·王勃传》中记载："勃尝谓人子不可不知医。时长安曹元有秘术，勃从之游，尽得其要。"可惜唐代社会轻视医学，王勃空有一身医术，却始终没有机会施展。他在医学方面只留下一篇《黄帝八十一难经序》，还有一部《医语纂要》，到宋朝就失传了。

一个偶然发生的事件改变了王勃一家的命运。有一个名叫曹达的官奴犯了罪，王勃以为是曹元的亲戚，就收留了他，把他藏在家里。可是官府搜查得很紧，王勃害怕事情败露，就杀了曹达。王勃因此而被判死刑。但他幸运地赶上大赦，免于一死，只是丢了虢州参军的官职。他父亲王福畤也受到牵连，丢了雍州司户参军的官职，被贬到交趾（今越南河内）去当交趾令。

王勃那篇脍炙人口的《滕王阁序》，是他前往交趾探视父亲途中

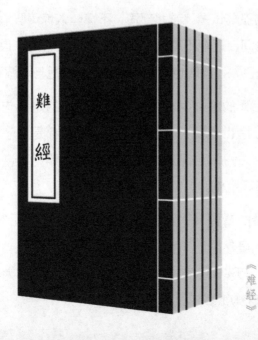

《难经》

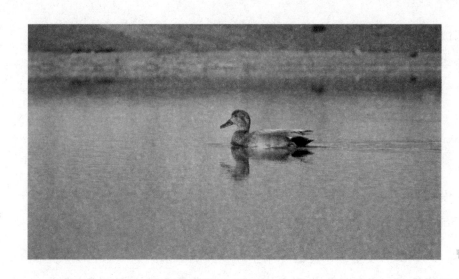

鸭

一挥而就的。如果没有曹达命案，王勃就不会有南昌之行，也自然不会有"落霞与孤鹜齐飞，秋水共长天一色"的美景映入他的眼帘。但是，仔细一想，深秋季节里一只孤独的野鸭找不到它的伴侣，只好让落霞作陪，也够凄凉的了。其实，王勃自己就是一只孤鹜。无论他怎样不断地鼓励自己，"君子见机，达人知命"，显得心理承受力很强，也不能掩饰他内心的孤寂。

这只离群的孤鹜试图飞越北部湾，不慎坠入惊涛骇浪中。当他挥臂与死神搏斗的瞬间，还能不能抬起头来，望一望苍穹，最后欣赏一次那"秋水共长天一色"，同时也意识到自己的"儒冠与海豚齐飞"呢？

王勃留给后人的精神财富中，被引用最多的是那句质朴的话：人子不可不知医。后世许多人弃儒从医的动机，都是为了给父母治病，李东垣是这样，朱丹溪也是这样。张从正的《儒门事亲》则是贯彻王勃这句名言的光辉范例。

小学生大多能背诵《送杜少府之任蜀川》，那句"海内存知己，天涯若比邻"，虽然脱胎于曹植《赠白马王彪》中的"丈夫志四海，万里犹比邻"，却没有人指责他抄袭剽窃，大概是因为这一颈联对仗工稳，而且情真意切吧。

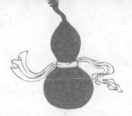

刘禹锡兼通医学

杨柳青青江水平，闻郎江上唱歌声。

东边日出西边雨，道是无晴却有晴。

有几个中学生不会背诵这首《竹枝词》呢？

朱雀桥边野草花，乌衣巷口夕阳斜。

旧时王谢堂前燕，飞入寻常百姓家。

懂得发思古之幽情的中国人，有几个不会背诵这首《乌衣巷》呢？

巴山楚水凄凉地，二十三年弃置身。

怀旧空吟闻笛赋，到乡翻似烂柯人。

沉舟侧畔千帆过，病树前头万木春。

今日听君歌一曲，暂凭杯酒长精神。

这首《酬乐天扬州初逢席上见赠》，曾经在20世纪中叶广为流传。虽然大多数人并不了解"闻笛赋"所寄托的竹林七贤惺惺相惜的情感，更难理解"烂柯人"所隐含的长期流落在外度日如年的惆怅与无奈，但本来是刘禹锡自况的"沉舟""病树"，却被大多数人理解为没落阶级。刘禹锡和白居易这两个同龄人55岁时在扬州不期而遇，白居易即席吟诗是"把箸击盘歌"的，"举眼风光长寂寞，满朝官职独蹉跎"，引起刘禹锡无限感慨，才有了这首酬答之作。

刘禹锡（772—842），字梦得，自言中山人，一般认为是洛阳人。793年中进士，又中博学鸿词科。在王叔文掌权时，刘禹锡积极参加改革，遭到御史窦群弹劾而罢官，贬为朗州司马。这个地方今天叫作常德，风景如画，民俗淳朴。刘禹锡发现当地民众喜欢唱一种《竹枝词》，表达男女爱情，但词多不雅，就创作了大量内容健康清新的《竹枝词》，教民众传唱。中国历史上的文人雅士创作民歌最多的恐怕要数刘禹锡了。在他以前，孔子删诗，可能也有一些修改。屈原模仿沅湘敬神民歌而作的《九歌》，只给少数巫师演唱。像刘禹锡这样与民众结合做到雅俗共赏的，为数不多。

刘禹锡是一个烹调大师，他能烹调出各种不同风味的佳肴。无论是美食家，还是饕餮客，都可以从他的《刘宾客集》中找到自己爱吃的珍馐美味，从而大快朵颐。所以，虽然不同的读者喜欢刘禹锡的原因各异其趣，但人们总是把刘禹锡引为知己，和他发生共鸣。经过一千多年后，现在的青年人可能更喜欢他的爱情诗，而老年人更喜欢从他的字里行间中寻找健康长寿的秘诀。

刘禹锡长期流放在外，壮志难酬，但他善于苦中作乐，既能与普通百姓同乐，也能与古代贤人交流，享年七十一岁，也算是长寿之人了。史料记载：刘禹锡自幼学医，而且还给家人治病，编写过一部《传信方》。这对于养生保健肯定是大有裨益的。

刘禹锡在流放湖南的时候，认识了一位道州姓薛的医生。在书信往来中，刘禹锡谈到自己学习医术的经过。原来刘禹锡自幼多病，最早的记忆就是儿时被保姆抱着到巫婆家去"针烙灌饵，呵然啼号"。

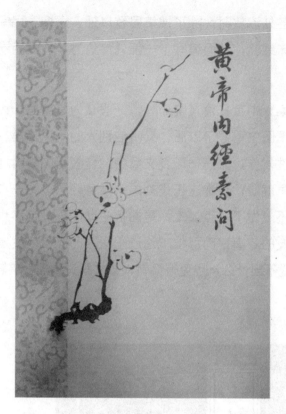

《黄帝内经素问》

长大一点儿后，他发现邻居家中那些年龄差不多的孩子，一个一个都身手矫健，而自己却整天被关在屋子里看书写字。于是就向当地一位名医借来几本医书，埋头攻读起来。他读过《小品方》《药对》《素问》，掌握了基本的医学理论。但由于没有人指点，切脉这一块，无论怎么练习，也分辨不清各种脉象的细微差别，仅仅能摸出脉搏跳动而已。正是由于有了这些医学知识，"其术足以自卫"，因此家里大人小孩生病时，也不用每次都找别的医生了。

刘禹锡还乐于帮助别人。有一次，他和几个仆人得了同样的病，症状相同。刘禹锡一时想不出对策，心理负担很重，过了很久，吃了很多药，病才见好。而那几个仆人根本不懂病是怎么回事，也不拿病当一回事，刘禹锡把自己吃的药分给大家，仆人的病很快就好了。

刘禹锡在各处流放时，除了搜集民歌以外，还搜集民间验方，并总结个人的临床经验，从而编写了一部《传信方》，共两卷。这部书后来失传了。

　　《刘宾客集》中有一篇《鉴药》，一般认为是寓言，大意为"刘子"得了病，请医生看好了以后，又听信别人的闲话，再次去找医生求药，结果药性发作，大病一场。文章中，作者不失时机地讲了一些哲理。换一个角度看，也许这正是刘禹锡亲身经历过的一次南方季节性时令病，只不过做了一点加工，更曲折生动而已。当然也不能排除是他的一个朋友的故事，而那位"沦迹于医"的方士，就是刘禹锡。反正自嘲别人说不出什么，也免得又有人拿文章说事儿，借题发挥。

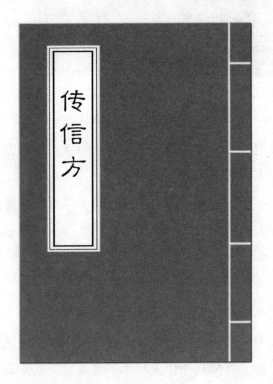

《传信方》

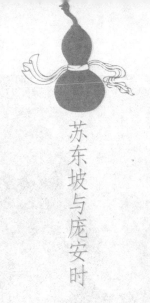

苏东坡与庞安时

苏轼世称苏东坡，他的一首《念奴娇·赤壁怀古》，两篇《赤壁赋》，经过历代传诵，以讹传讹，让许多人相信湖北黄州赤鼻矶就是当年赤壁鏖战的战场。这是苏东坡去世后多年的事情，现在人们已经很少去追究到底哪个地方才是周瑜火烧战船的确切位置了。

苏东坡由于名声太大而惹祸，在他还健在的时候就屡屡发生。他被贬到黄州当团练使时，遇到一个眉州同乡，名叫巢谷，原来在陕西军中做幕僚，不得志。由于是同乡，两人很快成了好朋友。巢谷有一个秘方，名叫"圣散子方"，由附子、良姜、吴茱萸、豆蔻、麻黄、藿香等二十二味中药组成。苏东坡苦苦求方，巢谷不肯传，后来苏东坡指长江水发誓不传别人，巢谷才答应传方。苏东坡如获至宝，马上给备受时疫折磨的黄州人民服用，预防和治疗都取得很显著的效果，救活了很多人命。后来，苏东坡又到杭州做官，再次推广圣散子方，利用佛教寺院煎煮施舍，大获奇效。

两次成功地阻击时疫，使苏东坡更加坚信圣散子方的神效。他给圣散子方作序说："若时疫流行，平旦于大釜中煮之，不问老少良

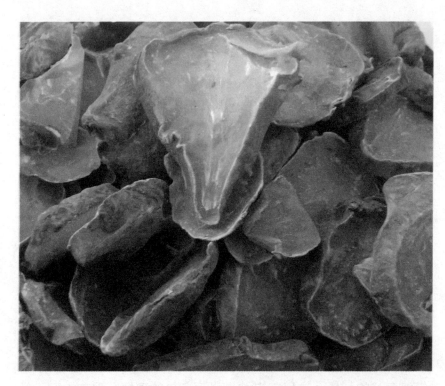

附子

贱，各服一大盏，即时气不入其门。平居无疾，能空腹一服，则饮食
倍常，百疾不生。"这一下可惹了大祸。1091年永嘉发生瘟疫，服用
此方而受害者不可胜数。由于此方当初为苏东坡推荐、传到京师的，
宣和（1119—1125）以后，"太学诸生，信之尤笃，杀人无数"（叶
梦得《避暑录话》）。其实，苏东坡对永嘉瘟疫并不了解，他当时被
辗转流放于南方各地，后来又到了海南岛的儋耳，消息闭塞。发生太
学诸生的事时，苏东坡已去世多年，只能算是身后是非了。

苏东坡在黄州认识了一位名叫庞安时的医生。为了推广圣散子
方，苏东坡违背他对巢谷发的誓言，把方子传给了好朋友庞安时。庞
安时（1042—1099）比苏东坡（1037—1101）小5岁，出生在一个富
裕的家庭，自幼喜欢医学。但是他满脑子都是浪漫想法，又加上多才

多艺，爱好文艺体育，擅长"斗鸡走狗，蹴鞠击毬，少年豪纵事，无所不为。博弈音技，一工所难而兼能之"（黄庭坚《伤寒总病论·后序》）。两个充满浪漫气息的人凑到一块儿，自然是相见恨晚。庞安时听力不大好，两人交谈常常需要用笔写出来。当时，庞安时正在撰写《伤寒总病论》，苏东坡允诺给这部书作序。他致书庞安时："惠示《伤寒论》，真得古圣贤救人之意。"又说："谨当为作题首一篇寄去。方苦多事，故未能便付去人，然亦不久作也。"他给庞安时的另一封信里说："人生浮诡，何者为可恃？如君能著书传后有几？念此便当为作数百字，仍欲送杭州开板也。"

这个诺言始终未能兑现，因为苏东坡不久后便被流放到海南岛。这篇序文是由黄庭坚代为完成的。黄庭坚在《伤寒总病论·后序》中

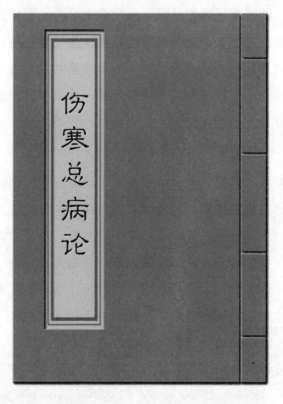

说："其前序海上道人（指苏轼）诺之，故虚上以待。"黄序还详细地介绍了庞安时的医德医术："其来也，病家如市；其疾已也，君脱然不受谢而去之。中年乃屏绝戏弄，闭门读书。""盖其轻财如粪土而乐义，耐事如慈母而有常，似秦汉间游侠而不害人，似战国四公子而不争利。所以能动而得意，起人之疾，不可缕数，它日过之，未尝有德色。"这篇序文写于元符三年，即公元1100年。黄庭坚并不知道，苏东坡此时已快要走完人生的最后几步了。他"虚上以待"，留给苏东坡的那篇前序，已经注定成为永久的遗憾了。

一篇序文真有那么难写吗？据《春渚纪闻》中记载，苏东坡曾经说："某平生无快意事，惟作文章，意之所到，则笔力曲折，无不尽意。"意思是写文章很过瘾，是世间第一乐事。可是为什么他一再答应的《伤寒总病论》的序就是写不出来呢？原来作医书的序，至少要懂一点儿医理，而医理又非常枯燥，很难像文学作品那样如行云流水一般，自由驰骋。再加上苏东坡很珍惜名声，生怕自己写的序配不上庞安时的书。也许还有一个原因，就是苏东坡喜欢"想当然"，想象力太丰富了，往往把理想与现实混淆在一起，遇见事情只往好处想，遇见人也只往好处想，结果说了不少过头话，收不回来。到老了，想改一改这个毛病，于是下笔就变得谨慎小心了。

苏东坡非常喜欢结交朋友，他说："上可陪玉皇大帝，下可陪卑田院乞儿。"他弟弟苏辙劝他择友而交，可是苏东坡却说："眼前见天下无一个不好人，此乃一病。"广交天下朋友，这个"病"没少给他带来麻烦。在扶风开元寺，苏东坡遇到一个僧人，自称"平生好药术，有一方，能以朱砂化淡金为精金"，想传给他。苏东坡说："我不爱好这个，得到药方也不能用。"僧人说："正因为你不用，我才要传给你。"当时扶风太守陈希亮曾求此方，想用来炼丹。僧人怕陈希亮惹祸，便没传。他告诫苏东坡："不要传给陈希亮这样的人。"

苏东坡答应了。不久，苏东坡遇见陈希亮，经不起恳求，就把药方给了陈希亮。后来，据陈希亮的儿子陈慥说，陈希亮被免官以后，到洛阳去，想买宅子，缺钱，就用化金方炼金，不慎中毒，"竟病指痈而殁"，好心办成了坏事。

后世有人把苏东坡的《医药杂说》和沈括的《良方》放到一起出版，让这两个政坛死对头在一本书里和解了，可谓用心良苦。沈括是中国古代杰出的科学家之一，又是王安石变法的积极参与者，不知是出于个人恩怨，还是出于政见不合，他总是跟苏东坡过不去。苏轼在杭州任通判时，宋神宗让沈括去看望苏轼，"卿其善遇之"，让他对苏轼好一点。沈括到了杭州，要求抄写苏轼最近写的一首诗。苏轼为人坦荡，害人之心和防人之心都没有，就让沈括抄了。沈括回去，在诗上加批语，对皇上说苏轼"词皆讪怼"，不满新法，怨恨朝廷，抓苏轼的政治小辫子。后来李定舒也从苏轼诗里挑出毛病，制造"乌台诗案"。苏轼跟沈括的过节，一直也没解开。沈括晚年续娶了一个张氏女子，脾气暴躁，不知道是因为老夫少妻难言之隐，还是因为沈括旧习不改，张氏动辄就打骂沈括。有一次，她把沈括的胡子拽了下来，扔在地上，子女们哭着喊着又给捡起来，胡子上血肉淋淋。

苏东坡其实对医药并不陌生。有一次，苏东坡与一个名叫姜潜、字至之的人同坐。姜潜指着苏东坡说："你是一味中药。"苏东坡问："为什么？"姜潜说："你是苏子。"苏东坡随口说："你也是一味中药，不是半夏，就是厚朴。"姜潜问："怎么讲？"苏东坡答："如果不是半夏厚朴，怎么叫姜制（至）之呢？"

苏东坡被流放到海南儋耳，信奉佛教越发虔诚，他把母亲留给他的首饰全都卖掉，然后买一些动物放生。他的红颜知己朝云经常陪伴在身旁。有一次，朝云被身上的虱子咬得发痒，就用手指甲把虱子掐死了。苏东坡把朝云训了一顿："我远取诸物以放，汝近取诸身以杀

中
ZHONG
医
YI 故
GU 事
SHI

68

荟
HUI 萃
CUI

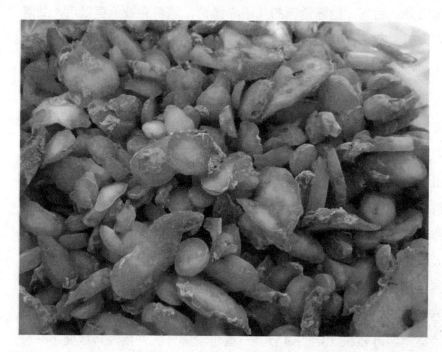

姜半夏

之耶？"朝云辩解说："它咬我怎么办？"苏东坡说："那都怪你身上的气味吸引了虱子，不可杀生啊！抓住虱子应当放生。"身上养活那么多虱子，还不让掐死，究竟是人命重要，还是动物的命重要呢？在这个问题上，儒家和佛教有着截然相反的观点。其实，保护动物与保护人类，这个难题至今仍然在困扰着我们。

苏东坡从海南北上，到了江苏仪真，据说因为中暑，肺气上逆，喘咳不止，不能仰卧，只好趴在一块三尺见方的"懒版"上，什么药方都无能为力。临死时，苏东坡说："万里岭海不死，而归宿田里，有不起之忧，非命也耶？然死生亦细故耳。"在笃信佛教的苏东坡看来，死亡是小事一桩。这与王羲之《兰亭集序》所引《庄子》的"死生亦大矣"形成鲜明对照。苏东坡享年65岁，比起庞安时的58岁还算长寿。庞安时年轻时放浪形骸，中年后又用功过度，都属于斫伐生机。

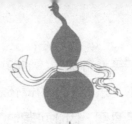

欧阳修与高若讷

把欧阳修与高若讷联系在一起的，是一句流行甚广的话：不复知人间有羞耻事。因为欧阳修这一句名言，名医高若讷被钉在耻辱柱上已经快一千年了。

欧阳修写的《醉翁亭记》，即使是没有读过《古文观止》的人也能随口说出其中的"醉翁之意不在酒"，此句被广泛运用于日常生活中。他在《朋党论》中把朋党分为君子与小人两类，公开为范仲淹等人辩护。在北宋政坛错综复杂的对立双方互相射出的弩箭中，有一支射中了高若讷。

高若讷，字敏之，本来是山西榆次人，后徙家卫州（今河南汲县）。皇祐五年（1053）任观文殿学士，以后一直担任枢密使之类的纪检工作，是政坛"一株常青树"。高若讷"强学善记，自秦汉以来诸传记，无不该通"。他兼通医术，当时太医院的大夫也非常佩服他。不过，他这个"上医"，有点缺乏"医国"的本事，或者根本就没把心思用在"医国"上。他在担任谏官时，遇上一桩公案：范仲淹和吕惠卿以及他们背后的集团之间的激烈冲突。

范仲淹性情端方，又"笑谑有味"。他的《岳阳楼记》表现出了"先天下之忧而忧，后天下之乐而乐"的情怀。他画了一幅漫画《百官图》，讥笑时任宰相的吕惠卿。因此可惹恼了当朝宰相，被定了一个"离间大臣，自结朋党"的罪名，贬到饶州。几个谏官上疏为范仲淹辩解，也遭到贬斥。这时，欧阳修写信责备高若讷不辨是非，没有出面为范仲淹主持正义，并且说："不复知人间有羞耻事。"高若讷"喜申、韩、管子之书"，基本上可以归入法家，非常重视权、法、术、势。宰相与开封知府产生矛盾，差不多条件反射地站在宰相一边，维护领导威信。接到欧阳修的信，高若讷大怒，把这封信上交给皇上，欧阳修立刻被贬为夷陵县令。

究竟是欧阳修被贬冤枉，还是高若讷"不复知人间有羞耻事"冤枉？这桩官司恐怕历史学家也分辨不清。

高若讷的主要贡献不在政治，也不在文章，而在于对医书的整理。据《宋史·高若讷传》记载："张仲景《伤寒论诀》、《孙思邈方书》及《外台秘要》久不传，悉考校讹谬行之，世始知有是书。名医多出卫州，皆本高氏学焉。"

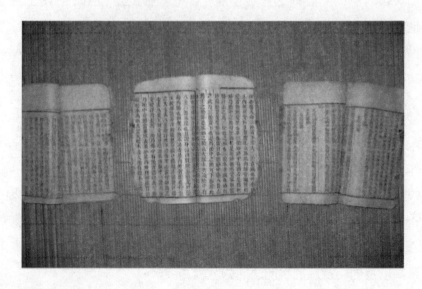

古代中医典籍

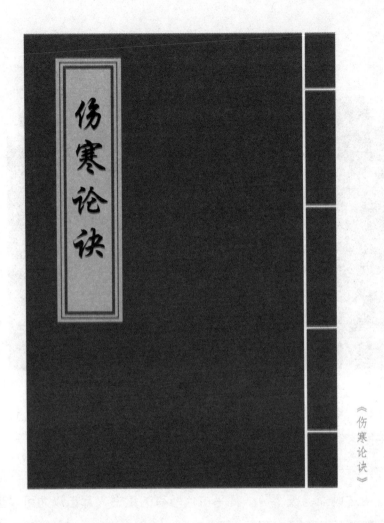

《伤寒论诀》

北宋时期整理医学古籍，其中有两个人贡献最大，一个是高保衡，一个是林亿。熟知《素问》《伤寒论》的人，都在这两部书的序言后面见过他们的名字。但是恐怕几乎没有人知道，高保衡是高若讷的儿子，林亿是高保衡的女婿。《高保衡传》里所说的"名医多出卫州"，绝非溢美之词。

其实，范仲淹与医学也有颇深的渊源。据宋人吴曾在《能改斋漫录·记事》中记载："范文正公微时，尝诣灵祠求祷，曰：他时得为相乎？不许。复祷之曰：不然，愿为良医。亦不许。既而叹曰：夫不能

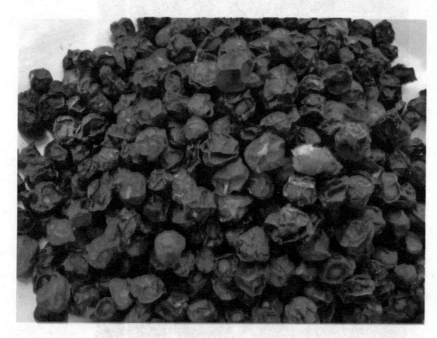

五味子

利泽生民，非大丈夫平生之志。"后来，明代医家王肯堂在《证治准绳》中把这句话简化为"不得为良相，愿为良医"。

仔细推求，良相良医之说，实本于《孟子·尽心上》中的"穷则独善其身，达则兼善天下"。几乎古代所有的读书人都自以为可以当良相，只有当不上良相，不得已而求其次，才肯当良医。范仲淹和高保衡都差一点儿当良相，但他们的政治理想相差甚远。有坚定理想信念的人当了宰相，一定会处于尴尬境地。因为上面还有皇帝管着，彻底的改革一定会触犯皇帝家族的利益。如果自己当了皇帝，推行理想主义的纲领，那就是全体人民的灾难。所以，范仲淹没当宰相，反倒给自己留下一个美名。

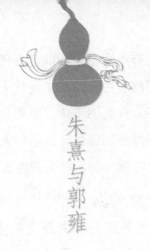

朱熹与郭雍

朱熹这个名字，几乎人人都听说过。郭雍是何许人？恐怕只有少数人略知一二。朱熹（1130—1200）是南宋人，郭雍（1106—1187）一部分时间生活在北宋，这两个人年龄相差二十多岁，根本没有见过面，把他们连在一起的是一本医书——《伤寒补亡论》。

郭雍，字子和，祖籍洛阳。父亲叫郭忠孝，是大学者程颐的学生，著有《易说》。郭雍继承父学，隐居在峡州山谷间，号白云先生。当时北宋被金灭了，南宋偏安一隅，朝廷需要知名的学者。乾道（1165—1173）年间，年逾花甲的郭雍被湖北大帅张孝祥推荐给孝宗皇帝赵昚，皇帝要给他一个官职，郭雍坚辞不受，朝廷只好赐给他一个荣誉称号"冲晦处士"，又下令逢年过节给他送礼问候，并封为"颐正先生"。郭雍决定著书立说。他先是研究《周易》，又研究历法，后来对医学发生了浓厚兴趣，于是开始钻研《伤寒论》。他把宋代两位学者——庞安时、常器之的研究成果补充进《伤寒论》，又把《素问》《难经》《千金》《外台》以及朱肱《活人书》里的有关论述穿插其间，写成《伤寒补亡论》。

说起郭雍，不但今人有点儿陌生，就连古代《伤寒论》研究名家汪琥也弄错了。"按：郭雍字白云，不知何代人。考《古今医统》书目，元人徐止善曾作是书，今其书不传。想郭氏必后于徐，而重为撰次者也。"很明显，汪琥推测郭雍是元以后的人。这个谬误是日本学者多纪元胤在《医籍考》中指出的。多纪元胤还考证出，郭雍与常器之同时，"郭有得其指授，仍多用其说者也"。

《医籍考》的另一个贡献是从朱熹文集里找出《郭冲晦医书跋》，不仅确认了郭雍生活的年代，而且对《伤寒补亡论》一书在南宋流传的过程，以及时人的评价都做了翔实的介绍。

据朱熹的跋文说，朱熹是"绍熙甲寅（1194）夏"，在谢昌国的家里看到《伤寒补亡论》的，当时由于不懂医学，"不能有以测其说之浅深，则请以归，将以暇日熟读而精求之"。第二年，朱熹得了一场大病，经王伯纪和繇伯谟两位医生诊治后，颇见好转，朱熹取出《伤寒补亡论》给两位医生看，两人认为"此奇书也。盖其说，虽若一出古经，而无所益损，然古经之深远浩博难寻，而此书之分别部居易见也"。两人建议朱熹设法刊印此书。于是，朱熹找到闽帅詹元善，詹元善痛快地答应刊刻出版此书。朱熹又请给自己看病的两位医生代为"雠正刊补"。《伤寒补亡论》在郭雍去世后十年左右得以问世。

朱熹看过《伤寒补亡论》后，也对医学产生了兴趣。他开始研究脉学，就寸关尺的不同说法，提出了自己的见解。他认为《难经》注释大家丁德用的"密排三指"的说法"未为定论也"，因为"诊者之指有肥瘠，病者之臂有长短"。朱熹认为"所谓关者，必有一定之处"。他在诸多脉学著作中，力排众议，单单肯定俗间流传的《脉诀》中的"直指高骨为关"，这体现了一个学者独立不倚的品格。《脉诀》一书，假冒王叔和之名，用通俗的五言、七言韵语介绍脉学，遭到主流学者的摈弃，朱熹却指出它的见解"独似《难经》本指"。

值得注意的是，朱熹给郭雍的《伤寒补亡论》写跋文，并非一味恭维。关于寸关尺的争论，郭雍是赞成丁德用的观点的，"然今世通行，唯寸关尺之法为最要，且其说具于《难经》之首编，则亦非下俚俗说也。故郭公此书备载其语，而并取丁德用密排三指之法释之。"在给别人写序跋文时，发表不同的观点，甚至批评作者，这是学术民主、百家争鸣的良好风气。

　　朱熹的跋文作于"庆元元年（1195）之卯岁五月丙午"，距离他看到《伤寒补亡论》书稿不到一周年，古之君子重然诺，成人之美，于斯可见一斑。

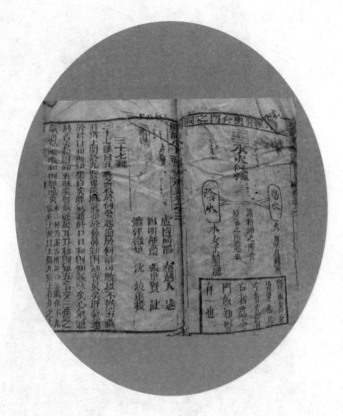

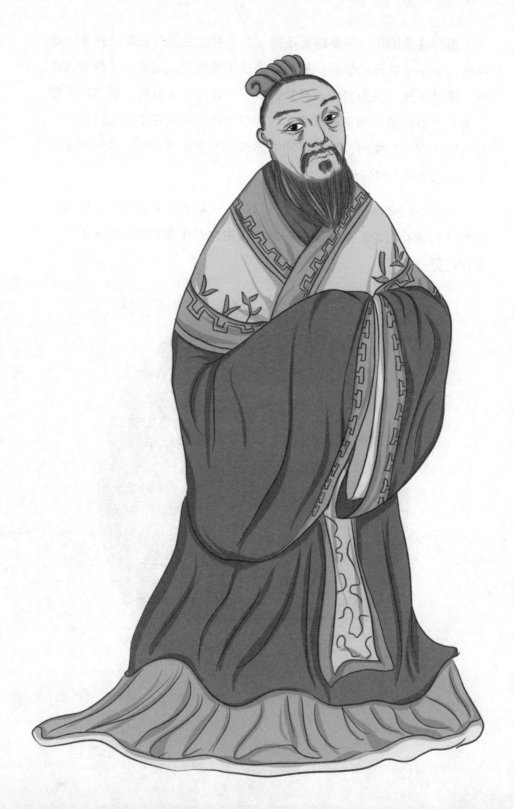

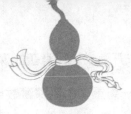

元好问与李东垣

晕碧裁红点缀匀，一回拈出一回新。

鸳鸯绣了从教看，莫把金针度与人。

元好问的这首《论诗绝句》流传甚广。金圣叹曾说："仆幼年最恨'鸳鸯绣出从君看，不把金针度与君'之二句。"意思似乎是说，元好问不愿把作诗的秘诀传给别人。也有人认为这是引用朱熹的话，以禅论诗。其实，作诗的秘诀是根本无法传授给别人的。

元好问是金元间最著名的诗人。他经历了女真人和蒙古人建立的两个政权——金代和元代，写下了不少反映战乱中人民痛苦生活的诗篇。

壬辰十二月车驾东狩后即事（其四）

万里荆襄入战尘，汴州门外即荆榛。

蛟龙岂是池中物，蚍蜉空悲地上臣。

乔木他年怀故国，野烟何处望行人？

秋风不用吹华发，沧海横流要此身。

元好问的《同儿辈赋未开海棠》，意蕴颇深：

枝间新绿一重重，小蕾深藏数点红。

爱惜芳心莫轻吐，且教桃李闹春风。

也许很少有人知道，元好问还是一位元曲作者。

双调·骤雨打新荷

绿叶阴浓，遍池亭水阁，偏趁凉多。海榴初绽，朵朵簇红罗。乳燕雏莺弄语，有高柳鸣蝉相和。骤雨过，似琼珠乱撒，打遍新荷。

人生百年有几，念良辰美景，休放虚过。穷通前定，何用苦张罗？命友邀宾玩赏，对芳樽，浅酌低歌。且酩酊，任他两轮日月，来往如梭。

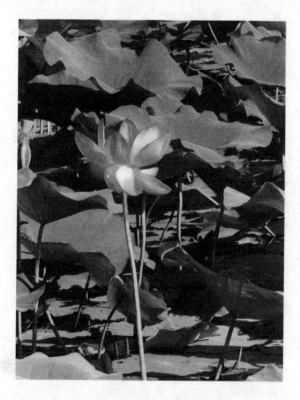

荷花

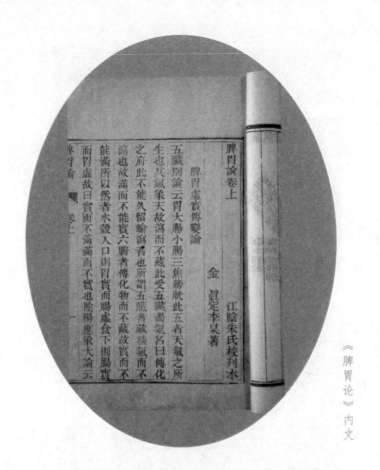

脾胃論卷上

脾胃虛實傳變論

金　真定李杲著

江陰朱氏校刊本

《脾胃论》内文

　　蜚声文坛的元好问和金元四大家之一的李东垣之间有过六年的交往，这恐怕没有几个人知道。一个是诗文泰斗，一个是杏林巨擘，他们的友谊令人称羡。

　　元好问（1190—1257），字裕之，号遗山，太原秀容人。兴定五年（1221）进士，官至尚书省左司员外郎。李东垣（1180—1251），名李杲，字明之，东垣是他的号。世代居住在真定（今河北省正定），是当地的首富。年龄相差十岁的这两个人怎么成为朋友的呢？据元好问的《伤寒会要引》记载："壬辰（1232）之兵，明之与予同出汴梁，于聊城，于东平，与之游者，六年于今，然后得其所以为国医者为详。"原来他在蒙古大军攻陷金国都城汴梁时被俘，在押

中医
ZHONG
YI 故
GU 事
SHI

80

荟萃
HUI
CUI

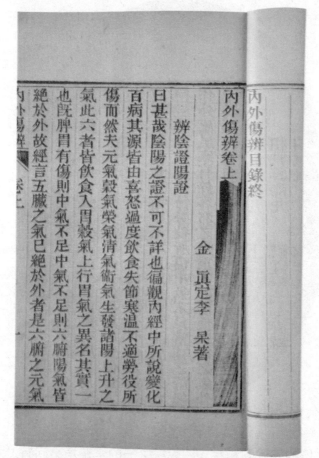

辨陰證陽證

内外傷辨卷上

金　真定李　杲著

曰甚哉陰陽之證不可不詳也徧觀内經中所說變化
百病其源皆由喜怒過度飲食失節寒溫不適勞役所
傷而然夫元氣穀氣榮氣清氣衛氣生發諸陽上升之
氣此六者皆伏食入胃穀氣上行胃氣之異名其實一
也既脾胃有傷則中氣不足中氣不足則六腑陽氣皆
絕於外故經言五臟之氣已絕於外者是六腑之元氣

《内外傷辨》

解途中，认识了举家逃难的李东垣。元好问久闻李东垣的大名，知道
他当时号称"国医"，患难相交中，李东垣介绍了自己以前的验案。
六年后（1238），元好问告别李东垣，回到太原。李东垣的儿子李执
中拿着其父所著《伤寒会要》一书的稿子，请元好问写序言，于是在
《元遗山文集》里留下了《伤寒会要引》，李东垣的事迹得以被写入
《元史》。

元好问与李东垣友谊深厚，1249年李东垣著《脾胃论》，元好
问又为此书作序，称赞道："此书果行，壬辰药祸（指1232年汴梁

大疫，医者误治，死亡百万）当无从而作。"这时，元好问已年逾花甲，而李东垣也已是古稀老人了。

李东垣著书立说，老而靡倦，也曾得到范仲淹的后人——范昆仑的鼓励。1247年，他以67岁高龄，修改完成了《内外伤辨惑论》一书，在自序中说："陵谷变迁，忽成老境，神志既惰，懒于语言。此论（指《内外伤辨惑论》）束之高阁十六年矣。昆仑范尊师曲相奖借，屡以活人为言，谓此书当行，使天下之人不致夭折，是亦仁人君子济人利物之事。就令著述不已，精力衰耗，书成而死，不愈于无益而生乎？"实际上，李东垣差不多是"书成而死"。

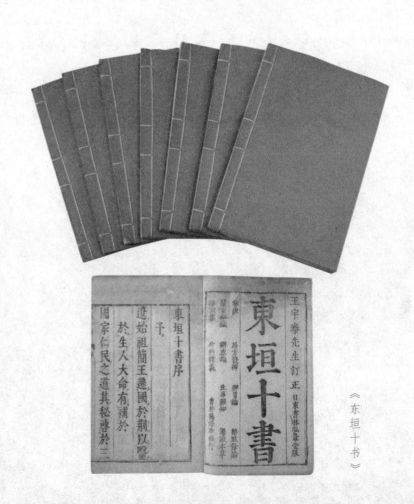

《东垣十书》

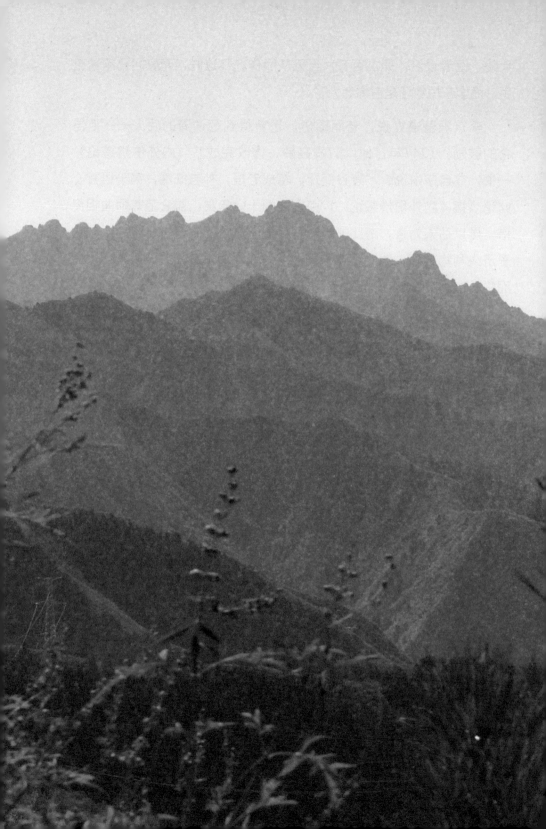

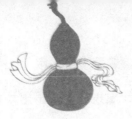

"非宛丘之术，不足以称征君之文；非征君之文，不足以弘宛丘之术。"这是当时流行于民间的文坛佳话、杏林美谈。宛丘，指张从正，宛丘人；征君，指麻知几，曾受征聘而不仕。

麻知几（1183—1232），名叫麻九畴，是易州（今河北易县）人。据《金史》本传记载："三岁识字，七岁能草书，作大字有及数尺者，一时目为神童。"20岁入太学，以文章著名。1221年参加汴京的科举考试，辞赋第二，经义第一。不久又参加南省的考试，成绩还是一样。可是，到了廷试，即皇帝金宣宗亲自面试时，麻九畴却"以误绌"。史料没有记载他误在哪里，不知是答错了题，还是礼貌不周，反正最后没有录取为进士。

也许下面这一段文字可以解释麻知几科举落第的原因："九畴性资野逸，高蹇自便，与人交，一语不相入，则径去不返顾。"

下面这一首诗也约略透露出麻知几落落寡合的性格，可能与他对时政不满有关。

题雨中行人扇

幸自山东无赋税，何须雨里太仓黄。

寻思此个人间世，画出人来也着忙。

这简直就是一首政治讽刺诗。刘祁在《归潜志》中介绍本诗说："麻征君知几在南州，见时事扰攘，其催科督赋如毛，百姓不安，尝题雨中行人扇图诗云云。虽一时戏语，也有味。"中国农民在古代被赋税压得喘不上气。麻九畴的这首悯农诗，正话反说，叫人笑不出来！

张从正（约1156—1228），医界大多称其字——子和，或称其号——戴人，是金代睢州考城（今河南省兰考）人。在金元四大家中，个性最鲜明的当数张子和。据刘祁《归潜志》中记载："张子和为人放诞，无威仪，颇读书，作诗嗜酒。"天生就有几分浪漫气息。他倡导"汗、下、吐"三法，主张攻下，深得张仲景精髓。在他的

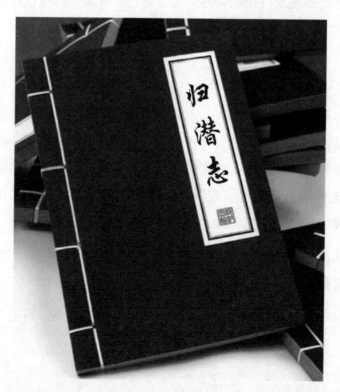

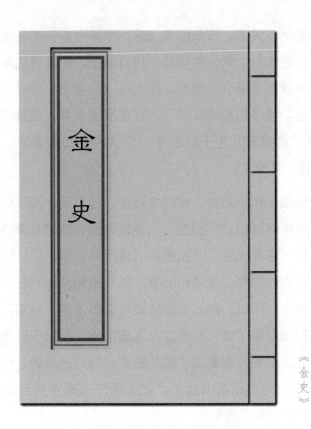

《金史》

《儒门事亲》一书中，记载了许多富有创造性的医案。金国皇帝曾把他召入太医院，可是，他更愿意在民间自由自在地行医，进太医院不久，就辞去了这份差事。

一个"放诞"，一个"野逸"，这样两个人到了一块儿，一拍即合。

麻知几多病。朝廷几次给他荣誉职位，他都以有病推辞掉了。这种被朝廷征召而又不接受官职的隐士，习惯上叫作征君。但是他得的是什么病，史无记载，不便臆测。他曾经研究《易》学，对医学产生兴趣。《金史》记载，麻九畴"晚更喜医，与名医张子和游，尽传其学，且为润色其所著书"。

关于麻知几与张子和的交往，有一个问题值得关注，即两人究竟是师徒，还是朋友？按《金史》的说法，麻知几"与名医张子和游"，似乎是朋友关系。按张颐斋《儒门事亲引》中的说法，张子和"退而从麻征君知几、常公仲明辈，日游滁上，相共讲明奥义，辨析至理"，也像是学术研究的朋友。按刘祁《归潜志》的说法，"麻知几九畴与之善，使子和论说其术"，还是朋友关系。但是，张子和约生于1156年，而麻知几生于1183年。二人相差二十多岁，如果是朋友，应当算是忘年交了。

麻知几比张子和小27岁，但成名较早。他们两个最早见面，应该是在金朝兴定年间（1217—1221），这段时间，麻知几考进士，参加廷试，张子和"召补太医"（张颐斋《儒门事亲引》），他们相会于汴梁。麻知几大约39岁，张子和65岁。估计麻知几此时已有慢性病，请张子和诊视过。所以，两人最早应该是医患关系，麻知几有求于张子和。不知是谁影响了谁，从此二人远离仕途，组织一些志同道合的人在一起研究。麻知几需要张子和的医术，为自己治病；张子和需要麻知几的文笔，为自己著书立说。加上两个人都崇尚自由，不拘小节，这在当时可谓莫逆之交。

麻知几的文笔很好，《金史》中说他"为文精密奇健，诗尤工致"。《儒门事亲》一书，到底是张子和先写初稿，然后麻知几润色，还是完全是由麻知几捉刀，一气呵成的？从《儒门事亲》各章节的文字看，大体上可以认为，即使张子和写过初稿，恐怕也已经在麻知几的加工润色过程中删削得所剩无几了。张子和必须先教会麻知几医理，才可能有《儒门事亲》这样气势如虹的文字。所以说，麻知几先有一段学习的过程，二人存在一段师徒关系。

张子和逝世于1228年，麻知几则逝世于4年后。估计张子和在世时，经常为麻知几诊治调理，可保无虞。张子和去世后，失去了知己的麻知几，同时也失去了保健医师，不久就英年早逝了。那是天兴元年（1232），元兵攻入河南。麻知几"挈家走确山，为兵士所得，驱至广平，病死，年五十"。

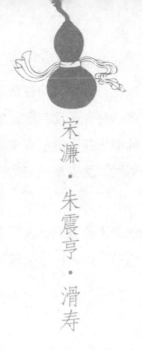

宋濂·朱震亨·滑寿

在古代医家中，朱震亨是硕儒兼名医，一身而二任的典型。

1.朱熹的五传弟子

朱震亨（1281—1358），字彦修，是元代婺州（今浙江金华义乌）人。早年从事科举考试的"举子业"，考运并不顺畅，文章没有被阅卷的考官看中。正在迷途中的朱震亨，忽然得到一个消息：朱熹的四传弟子——许谦在离义乌不远的八华山讲学。于是朱震亨前往八华山拜师学习理学，此后，他成为许谦的得意门生。这样算起来，朱震亨可以说是朱熹的五传弟子。

在戴良的《丹溪翁传》里，有这样一个说法：朱震亨在许谦那里"益闻道德性命之说，宏深粹密，遂为专门"。那么，"道德性命之说"究竟是什么呢？朱震亨"专门"做一些什么事情呢？简单地讲，就是程、朱理学。儒家学派发展到宋代，主要讨论人性与道德、礼仪的问题。其中许多问题直到今天依然困扰着人们。例如，忠与孝、母亲与妻子、孩子与老人等在面临抉择时使人仍左右为难。但是，古代的理学家更关心的是如何处理宗法制度下产生的各种复杂问题，例如财产分割、祠堂管理、婚丧祭祀等。古代存在一夫多妻制，对女性限制很严，而对男性则比较放任。理学家的任务就是维护"君君臣臣父父子子"和男尊女卑的秩序。有许多理学家，或称道学夫子，妻妾成群，还要搞采阴补阳，这种情况在巴金小说里有翔实的描述。那么，朱震亨本人的道德水平如何呢？至少从现有的文献中，还找不到任何不良记录。

16世纪朝鲜半岛有一位受人尊敬的贤人李退溪，名叫李滉，他写的著作里，把朱震亨列为儒学的传人，可见朱震亨还是一位具有国际影响的理学家。

2.刘完素的三传弟子

在医界，很少有人称朱震亨的名和字，而是尊称其为"丹溪先生"，这是因为他的家住在一个叫作丹溪的村庄并由此而得名。他是奉师命而弃儒从医的。许谦患有一种风湿之类的慢性病，长年卧床不起。一天，他叫来朱丹溪，问这位聪明的弟子是否肯学医，以治疗自己的病。这时朱丹溪已经40多岁了。他父亲很早就死于内伤，伯父、叔父、幼弟，以及妻子全都死于医生的误治。他非常孝顺母亲，为了医治母亲的脾病，曾经自学医学，读过《素问》，听了许谦的建议，就下决心弃儒从医。他说："读书人如果精通一门技艺，以此践行仁爱之道，就算是不当官儿，也能实现'修身齐家治国平天下'的儒家理想，这跟当官儿没有什么区别。"

中国古代社会，学而优则仕的观念牢牢地束缚着知识阶层的思想。朱丹溪放弃仕途，在当时意味着从此与主流社会拉开了距离。

朱丹溪拜师学医的故事可与"程门立雪"相媲美。他先是在家里自学《太平惠民和剂局方》，背诵得滚瓜烂熟。但宋儒的怀疑精神告诉他：照搬古方治疗今天的病，不可能完全对。他想找一位高明的老师去请教，却碰到一些孤陋寡闻的守旧医生，把他好一顿奚落。他只得整理行装出去游学，先后到过苏州、宣城、镇江、南京等地，竟然没有碰到一个精通《素问》《难经》的老师。在他灰心丧气地回到杭州时，有人向他推荐了太无先生罗知悌。

罗知悌原是南宋倒数第五个皇帝理宗（1225—1264）的小太监（寺人），后来元军攻陷杭州，不足十岁的罗知悌流落到寺庙里。可是佛教寺庙是不收太监做僧人的，他为了生活，就帮着庙里的伙房劈柴烧火，渐渐成了寺庙的常客。庙里时常举行慈善活动，讲经布道，罗知悌对来自北方的一位僧人兼医生——荆山浮屠的讲座很是上心。荆山浮屠是刘完素的弟子，悟性很高，他不拘一格，爱人才，不介意罗知悌的卑微出身，把刘完素、张从正、李东垣的医学理论传授给了罗知悌。从此罗知悌成了远近闻名的医生，还给自己起了一个雅号——太无先生。可是，在当时人们的眼里，男人认为他不算大丈夫，当面拿他开玩笑；女人对他也一点不感兴趣，背地里消遣他。尤其主流文化的代表人物对他根本不屑一顾。司马迁在《报任安书》里说："昔卫灵公与雍渠（宦者）同载，孔子适陈；商鞅因景监（嬖人，也是太监之类）见，赵良寒心；同子（宦官赵谈）参乘，袁丝变色。"总之，太监被认为是社会的底层，不可接触者。

朱丹溪生于1281年，他拜罗知悌为师是44岁，大约在1325年。关于罗知悌，据宋濂的《格致余论·题辞》中说："太无，宋宝祐（1253—1258）中人，受幸穆陵（即理宗赵昀）。"就算罗知悌8岁净身入宫，在理宗朝只待过3年，到朱丹溪去拜师这一年，罗知悌大概也快80岁了。罗知悌行医，以行善为宗旨，同情弱者，仇视权贵。戴良在《丹溪翁传》中说他"性褊甚，恃能厌事，难得意"。宋濂说罗知悌"性倨甚，无有能承其学者"。也就是说，他是一个性情孤僻的人，想找个得意的徒弟都困难。

朱丹溪前往罗知悌家去拜师以前，罗知悌早已知道朱丹溪是理学家兼有医名。理学家动辄讲大丈夫之类的话，让罗知悌自惭形秽；

朱丹溪的医术名扬遐迩，让他心怀猜忌。现在朱丹溪找上门，罗知悌"褊甚""倨甚"的劲儿就上来了。据宋濂的《故丹溪先生朱公石表辞》说，朱丹溪前后去拜访了十次，前九次都吃了闭门羹。后来朱丹溪索性不回家，就在门口恭恭敬敬地站立，下雨就打一把伞，饿了就吃一点干粮。正巧有一个朋友到罗家串门，认出了朱丹溪，看见此情此景，问明了朱丹溪的意图，就对罗知悌说："您知道门外那个人是谁吗？"罗知悌说："他不就是朱震亨吗？""您把他晒在门外，叫江南读书人心里怎么想？"罗知悌想了想，答应了这位朋友的请求，让朱丹溪进去见面了。这样，朱丹溪就成了罗知悌的弟子，刘完素的三传弟子，但他兼通张、李两家学说，是金元四大家的集大成者。

3.儒医的精神领袖——宋濂

宋濂，元末明初的学者。他在元朝曾经被荐举为翰林编修，后来以双亲年老为由请辞隐居到龙门山著书立说。这段时间，他结识了许多医界朋友。他倡导医生要"通于三世之书"，加强文化理论修养，成为儒医的精神领袖。

宋濂是朱丹溪的同乡，祖籍金华潜溪，后迁居浦江，与朱丹溪家离得很近。据《明史·宋濂传》中记载，宋濂"幼英敏强记"，但家境贫寒，买不起书，就借别人的书抄写。现在有许多青年人借图书馆的书读，有的在书店里一本一本地读，反而比家藏万卷书的人知识渊博。对于这种人，应该给予尊重，他们很可能就是未来的知名学者。

宋濂（1310—1381）比朱丹溪小29岁，他年幼时，朱丹溪已经是鼎鼎大名的医界巨擘了。但宋濂成名很早，朱丹溪所著《格致余论》一书完成后，亲自拿到金华去给宋濂看，宋濂写了一篇题辞，认为"君之此书，其有功于生民者甚大"。这一年，是元朝至正七年，即公元1347年。朱丹溪已经66岁，而宋濂只有37岁。年轻人给老人写序言、题辞，古今罕见。

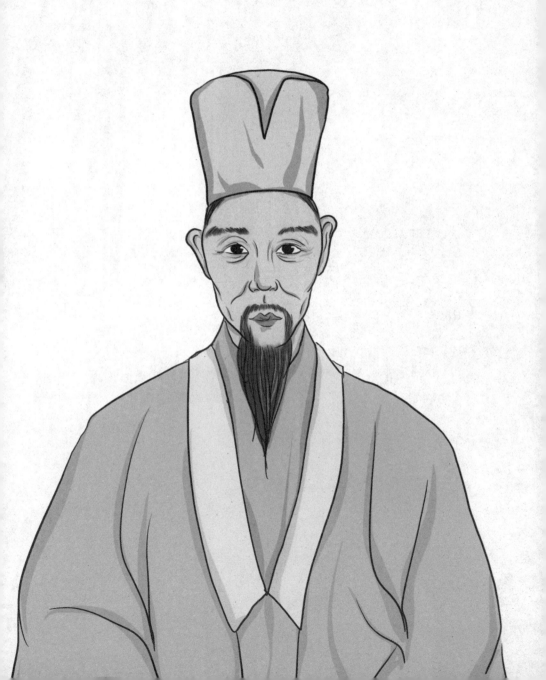

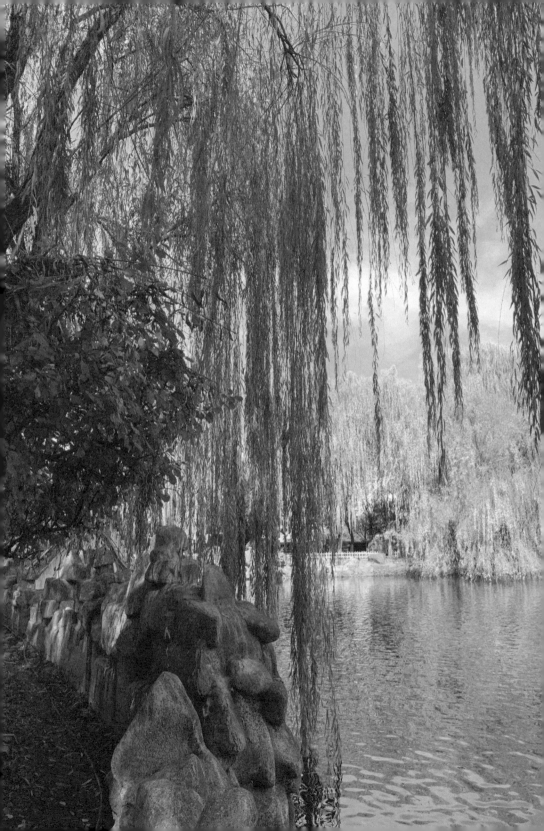

宋濂在与朱丹溪的交往中，逐渐形成了儒医观念。古时，传统儒家是鄙视医生的。韩愈的《师说》中就有"巫医乐师百工之人，君子不齿"之说。金代张子和虽有《儒门事亲》之作，但也只是麻知几拔高医学地位的一种尝试。真正的儒医不仅要有高尚的医德，而且还要有深厚的理论素养。这些理念都是宋濂在他的文章中反复强调的。

儒家经典《礼记·曲礼下》中有这样一段话："君有疾，饮药，臣先尝之。亲有疾，饮药，子先尝之。医不三世，不服其药。"这显然是非常慎重的意思。所以东汉郑玄注："慎物齐（剂）也。"唐代孔颖达作疏说："其药不慎于物，必无其征，故宜戒之，择其父子相承至三世也，是慎物调齐也。"孔颖达同时对"三世"的另一种解释——三世之书（《黄帝针灸》《神农本草》《素女脉诀》）提出批评，认为"于理不当，其义非也"。客观地讲，孔颖达的解释既符合《礼记·曲礼》原意，又符合郑玄注释。"三世之书"本来就是后人依托古代圣人编造出来的。历史事实也同样可以证明，在上古，医生这一职业是世袭的，正如其他文化技术含量较高的行当都要世袭一样。宋濂无非是为了从儒家经典中找到支持罢了。他利用了古籍语言的多义性，虽有曲解经典之嫌，却也得到主流学者的认同。

中国古人经常重新解释圣贤的言论，所以陆九渊有"六经注我"之说。由于宋濂顺应了时代潮流，因此颇显得有些与时俱进，后世学者几乎没有人对他提出异议。当然，这也和他的文章采取以偏概全的论战手法有关。宋濂所写的《赠医师葛某序》，通篇用朱丹溪（文章里称"聘君"，因为朱拒绝了元朝政府的征聘，故名）与另一个姓严的"三世之医"对比，证明"家世习儒"的人优于"三世业医"的人。在宋濂的笔下，朱丹溪成了儒医的典型。

宋濂所写的《赠贾思诚序》介绍了朱丹溪和弟子贾思诚治疗张君的病例。事情发生在"壬辰之秋"，即1352年秋，这时元朝已在农民起义的冲击下处于风雨飘摇中。这一年，朱丹溪71岁，宋濂42岁。令

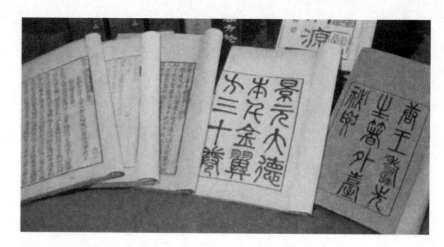

医书

人感兴趣的是，患病的人——张君给宋濂写的信，文笔极佳，与宋濂的风格极为相似，而且颇懂医理，这样一个大才子在当时只是录事判官，有点不可思议。

4.滑寿也是宋濂的朋友

宋濂推举的儒医还有滑寿。滑寿（约1304—1386），字伯仁，元代医学家，祖父到江南做官，搬家到仪真，后来寄居浙江鄞县，成了宋濂的近邻。著作颇丰，主要有《读素问钞》《难经本义》《十四经发挥》等。滑寿出身于名门望族，他的经历颇为曲折。戴良的《九灵山房集》中有一首《怀滑撄宁》七律。

> 海日苍凉两鬓丝，异乡飘泊已多时。
>
> 欲为散木留官道，故托长桑说上池。
>
> 蜀客著书人岂识，韩公卖药世遍知。
>
> 道涂同是伤心者，只合相从赋黍离。

由诗中可以看出，戴良和滑寿都以元朝遗老自居，所以《四库全书提要》中说滑寿是"托于医以自晦者也"。滑寿学医的经历也带有传奇色彩。《难经本义·张翥序》中说他"家去东垣近，早传李杲之学"。他的医学老师是王居中，京口人，离仪真不远。有一次王居中客居仪真，滑寿多次前往拜见，王居中勉励滑寿学习《素问》《难经》，滑寿就通篇背诵了这两部经典，后来又精选《素问》主要内容，写成了《读素问钞》，分门别类，加以整理。

与朱丹溪相似，滑寿在学医以前也曾经接受过良好的儒学教育。据《仪真县志》记载："寿性警敏，学于韩说先生，日记千余言。操笔为文，词有思致，尤长于乐府。"

宋濂为《十四经发挥》作序，称滑寿为"濂之友"，并介绍说他

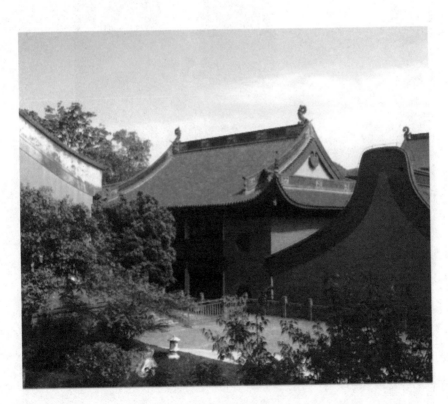

中
医
ZHONG
YI 故
GU 事
SHI

96

荟
HUI 萃
CUI

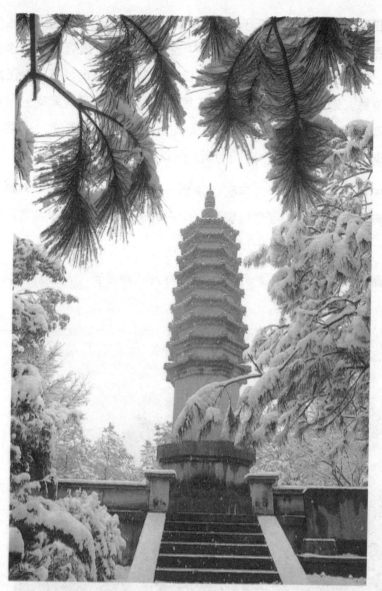

丹
溪
文
化
园

　　"博通经史诸家言，为文辞温雅有法，而尤深于医，江南诸医，未能或
之先也"。宋濂说的"江南诸医"的代表人物就是朱丹溪。宋濂列举的
医学正统，即"纯以《内经》为本，而弗之杂者"，包括张元素、刘完
素、张从正、李杲四家，没有朱丹溪的名字。显然在宋濂心目中，滑寿

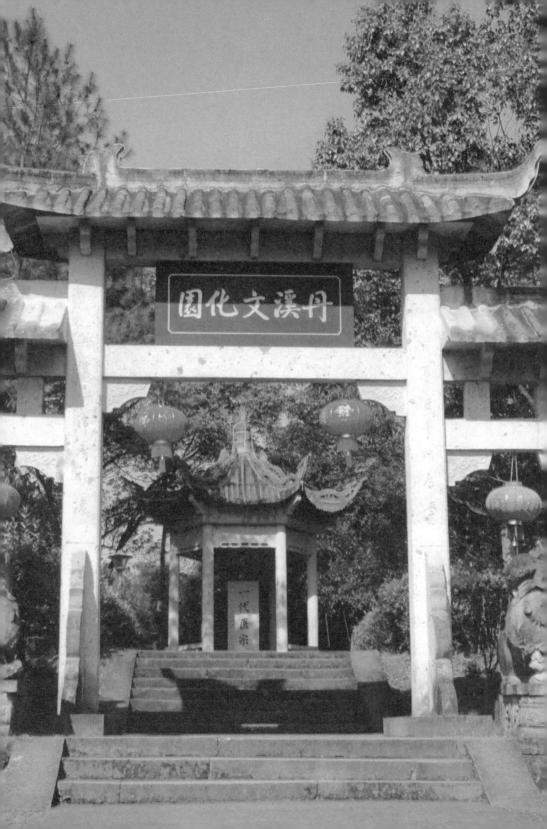

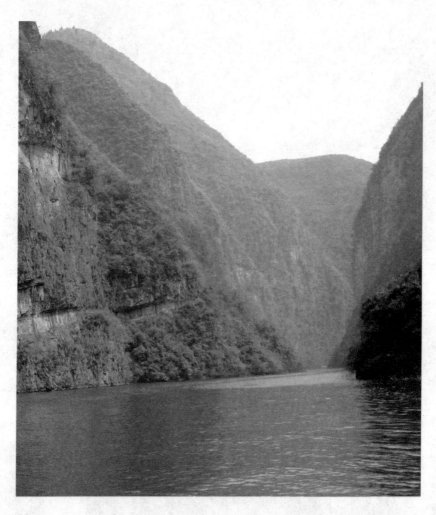

山清水秀

不在朱丹溪之下，甚至还要略胜一筹。这是为什么呢？可能因为宋濂更看重经典的诠释。滑寿的著作里对医学经典有许多精辟的解释，富有创新性。而朱丹溪的主要贡献在于临床，而宋濂作为文章家，不怎么欣赏朱丹溪的道学夫子腔调。当然最简单的解释是，宋濂、滑寿的年龄比较接近，而宋濂、朱丹溪年齿悬殊，只能算是忘年交。

自宋濂倡导儒医理念以后，在以黄山为中心的安徽、江苏、浙江三角地带形成了一个儒医学派，从明末直到清代中叶，明贤辈出，彻底改变了江南医学落后于北方的格局。

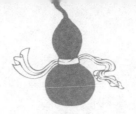

　　江瓘这个名字，可能远不如他所著的《名医类案》那样广为人知，而且有一个字还非常生僻，不知该读什么音。幸亏有一位文学家汪道昆给他写了一篇《明处士江瓘墓志铭》，我们才约略知道一些他的生平事迹。

　　江瓘（1503—1565），安徽歙县人。父亲江终慕，死后追赠为尚书郎，传说是一个书香门第。江瓘自幼才气横溢，却不怎么用功读书，顽劣淘气。在他14岁那一年，母亲病故。江瓘立誓，"夙夜以求"。此后江瓘拜名师学习作诗，又参加县城的秀才考试，但未被录取。父亲让他改学经商，他又孜孜不倦地学商务。赶巧有一个督学使者到歙县考察，破格录取江瓘兄弟当上了秀才。明朝的科举考试，没有给江瓘敞开当官的大门，他参加乡试，又名落孙山。他不顾自己身体条件，夜以继日地苦读，结果得了肺结核病，大量吐血。江瓘家里给他先后请了十几个医生，都没有治好。他就翻阅医书，自己开药方。病一见好，他又刻苦用功；一用功，病又复发。这样反反复复折腾了十几年，最终他下决心放弃仕途，闭门静养，静养期间他常常读

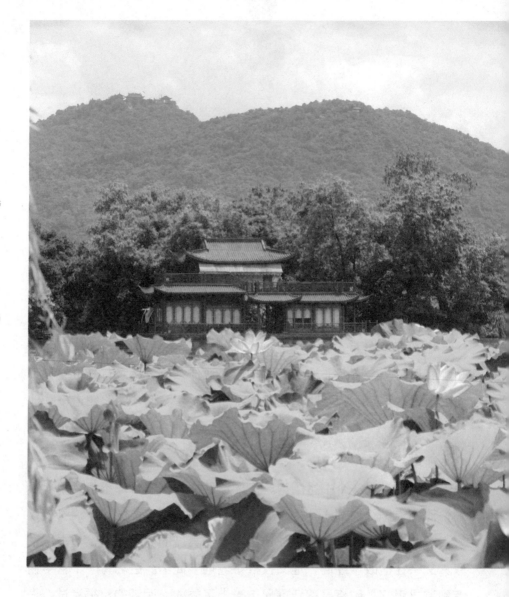

《离骚》《素问》，渐渐身体略有好转。

在弟弟江民璞于1544年考中了进士后，江瓘开始在安徽、江苏、江西、浙江、福建一带游山玩水，结识了许多名流学士，也时刻关心国家安危。他曾经写过一篇研究备边防御倭寇的文章，深得当时兵部侍郎汪道昆的赞赏。他还著文批评浙江省灾年禁止粮食出省的错误规

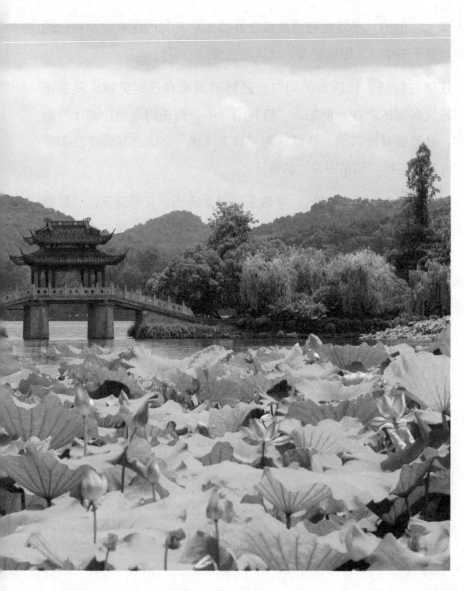

浙江风光

定，表现出某种全局意识。

　　江瓘自学成才，满腹经纶，想做一点踏踏实实的事情。在与病魔抗争的过程中，他发现古代典籍里记载着大量医案，后世医家的著作里也散见许多医案，他决心"类摘门分，世采人列"，编成一部专门记载医案的类书《名医类案》。历时20年，基本完成了初稿，他就撒手人寰了。他的儿子江应宿继续编次补遗，把其父的医案以及自己的医案附录于书中，又历经19年，才大功告成。

江瓘在抄录古代医案的同时，还随时发表自己的见解，其中不乏对古代名家的质疑。例如，"转胞门"中，有朱丹溪治疗胎压膀胱一案，让产婆托起其胎，江瓘认为"其言不确"。清代《四库全书提要》肯定了这种"随事评论"的做法。

汪道昆（1525—1593），字伯玉，号太函氏，又号南溟，也是歙县人，比江瓘小22岁。他擅长文辞，以诗词闻名于世，是"后五子"之一。但他"兼长武略"，是明朝抗倭名将戚继光的好朋友。早年在义乌当县令时，就教民习武，以备抗倭，后来升任福建兵备道，协助戚继光扫平扰闽倭寇，官职升到兵部侍郎，与王世贞并称"南北两司马"。两人都是文人，在工作上互相支持，文学上也互相推举。但晚年的王世贞曾经表示自己"心诽太函（指汪道昆）之文，而口不敢言"。汪道昆曾编写了几个杂剧，描写的是才子佳人的风流雅事，后人评价不高。但他写的《明处士江民莹墓志铭》，以及他为戚继光写的《孟诸戚公墓志铭》显示，"久负文名"不是一句空话。

中医故事
ZHONG
YI
GU
SHI

102

荟萃
HUI
CUI

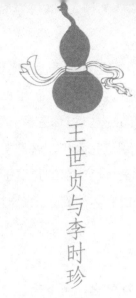

王世贞与李时珍

在历代传记里，对中国古代医家一般只叙述行状事迹，不描写相貌特征，以致后人想给他们画一幅肖像，简直比登天还要难。但明代医家李时珍是一个例外。他的相貌特征被王世贞寥寥几笔就勾画出来了：予窥其人，晬然貌也，癯然身也，津津然谭议也。据说，20世纪50年代苏联科学院要求中国政府提供一流科学家的图像，以便雕塑头像放在大厅里展出，其中的中国科学家里就有李时珍。专家们找到了王世贞的这几句话，交给了画家蒋兆和。蒋兆和认为，晬然貌也，一定是精神矍铄，两眼炯炯有神。可是，细节还是没法落笔。这时候一位老中医（据说是其岳父）前来串门，蒋兆和一看，踏破铁鞋无觅处，得来全不费工夫，立刻按照他的样子画成了一幅素描像，顺利地交了差。

王世贞（1526—1590）是明朝后期的文坛领袖，为南京刑部尚书。1590年春节刚过，王世贞就在他的弇山园里接待了李时珍。一个是杏林巨擘，一个是文苑班头，两个人这次的会见，给我们留下了珍贵的文献资料——《本草纲目原序》。

王世贞比李时珍小8岁，但当时名声远在李时珍之上。李时珍在北京太医院做过三年"院判"，正六品。王世贞当过刑部尚书，是正三品。二人相见时，王世贞61岁，退休在家，著书立说，每天宾客盈门。而李时珍已经72岁，刚过完大年，就匆匆忙忙地从蕲春乘船出发，沿着长江到太仓去会见王世贞，目的是请王世贞写一篇序文，以便推出自己的著作《本草纲目》。他到达太仓时，大概是春节后十几天，快过元宵节了。"留饮数日"也不会太久，因为正月里在别人家待长了，不合习俗。

想要从王世贞那儿讨一篇序言，可不是容易的事。据《明史》记载，王世贞"声华意气，笼罩海内，一时士大夫及山人、词客、衲子（僧人）、羽流（道士）莫不奔走门下，片言褒赏，声价骤起"。估计曾经与严嵩父子、锦衣卫对抗的王世贞，听说李时珍从太医院挂冠而归，也挺佩服的，所以才慷慨地给了李时珍"真北斗以南一人"这样崇高的评价。

李时珍（1518—1593），湖北蕲春人，出生在一个世医家庭。他的父亲李言闻医道高明，对脉学有较深的造诣。但他希望自己的儿子走科举路，让李时珍考完秀才（诸生）考举人，李时珍参加三次乡试，往返于省城武昌和蕲春之间，耗费了将近十年的青春，还是没有考取功名。其实，李时珍对官职并不感兴趣，他的志向是继承父业，做一个医学家。他利用考科举的十年光阴，阅读了大量的古代文献和医书，《明史·李时珍传》说他"读书不治经生业，独好医书"，这样参加考试当然没有多大希望了。父辈大多望子成龙，按照自己的意愿给孩子规划一条人生道路，不顾晚辈的兴趣和志向，往往酿成悲剧。幸亏李氏父子矛盾没有激化，李时珍的医术说服了父亲。在他被武昌楚王聘为奉祠、执掌良医所的事务后，楚王依据明朝的规定，把李时珍推荐给了北京太医院。

明朝嘉靖、隆庆、万历三个皇帝，将朝廷政务推给大臣，宦官

中医故事
ZHONG
YI
GU
SHI
——
104
——
荟萃
HUI
CUI

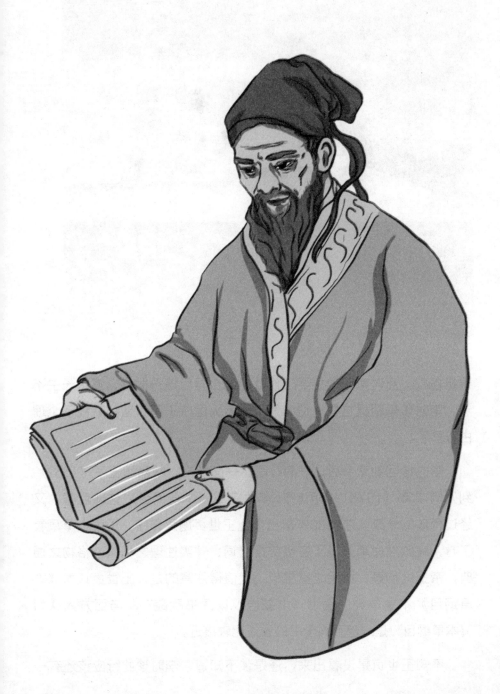

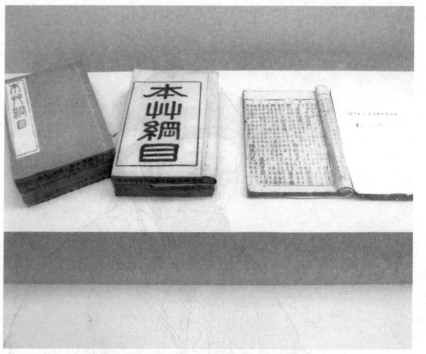

《本草纲目》

乘机揽权。当时太医的主要工作就是配合君臣炼丹服食，追求长生不老。李时珍见朝廷这样乌烟瘴气，知道太医院不可久留，就找了个理由辞官了。

李时珍回到家乡后，一面行医，一面编书，从嘉靖壬子（1552）到万历戊寅（1578），历时26年才完成《本草纲目》这部巨著。又经过两年的修改，在1580年拿出来让王世贞题辞作序。王世贞草草看了看，就欣然命笔，毫不吝惜赞扬之词："实性理之精微，格物之通典，帝王之秘箓，臣民之重宝也。"值得注意的是，王世贞认为《本草纲目》不是单纯的医书，"兹岂仅以医书觑哉？"与西方人认为《本草纲目》是一部百科全书的看法比较接近。

不知王世贞是没看出来，还是装不知道，李时珍此行应该还有一个目的——为出版《本草纲目》筹集资金。这样大部头的书要出版，花销巨大，李时珍靠行医挣的钱，远远不够。同时代的徐春甫为了出版《古今医统大全》，募集了好几十个官员捐俸的钱，并将他们的名字刻在卷首。李时珍并不会这些方法，见了王世贞还碍于面子，张不开口。王世贞也顺水推舟，说了一句："盍锲之，以共天下后世味《太玄》如子云者。"王世贞修建弇山园，花费了不少银两，这时候大概也是囊中羞涩，帮不上忙。

1596年，李时珍去世三年后，他的儿子李建元把父亲的遗作献给了朝廷，希望能拨出公款出版。可是，明朝政府的钱，大多花费在战争和修建陵墓上。万历皇帝批示：命礼部誊写，发两京、各省布政刊行。最终还是没有着落。

但是，《本草纲目》最后还是被流传下来，如今成为世界范围内都具有影响力的医学经典。

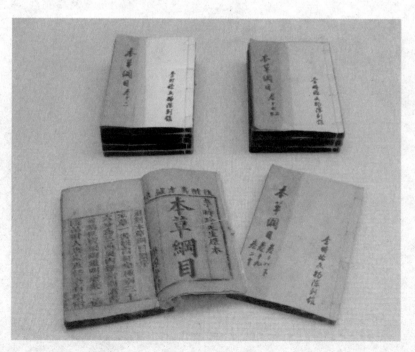

《本草纲目》

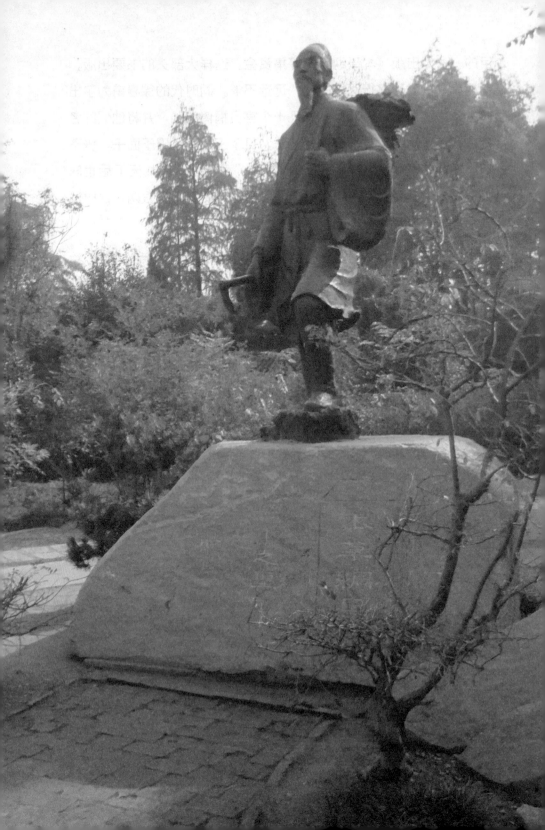

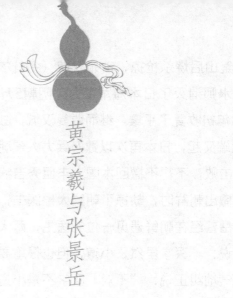

黄宗羲与张景岳

明代医家喜欢写大部头书，李时珍费了近30年功夫写成了《本草纲目》，张景岳费了30年光景写成了《类经》。

张景岳（1563—1640），名介宾，字会（惠）卿，会稽（今浙江绍兴）人。他的祖上是四川绵竹人，明朝初年由于军功卓著，食禄千户，当上了世袭的绍兴卫指挥使，大约相当于现在的军分区司令之类。军人世家对张景岳的人生道路影响巨大，他自幼诵习兵书，"得鱼腹八阵不传之秘"。他在父亲张寿峰的指导下，研读《内经》，并把医理与《周易》融会贯通起来。14岁时，他随父母到北京居住，会讲一口北京话，所以他的《类经》中的许多注解的反切注音几乎都可以拼读成普通话读音。在北京，张景岳跟从金英（字梦时）学习医术，并且小有名气。但他的世袭军职决定了他必须听从国家的召唤，随时准备出征。他曾经"仗策游侠，往来燕冀间"（贾棠《景岳全书·序》）。1592年发生了日本将军丰臣秀吉入侵朝鲜的战争，已逾而立之年的张景岳随明朝军队赴朝鲜抗击日本军阀。在古代著名医家中，他是唯一一位有过出国经历的人。当时丰臣秀吉的军队号称17

万人，登陆釜山后烧杀抢掠，占领汉城（今首尔）。但是，朝鲜将领李舜臣指挥水师消灭了日本海军主力。明朝5万援军与朝鲜军配合作战，于1593年初收复了平壤，继而收复汉城，战事告一段落。然而，1597年，战端又起，日本再次以数万兵力入侵朝鲜，最后，日军主力被中朝联军击败，不得不撤回本国。丰臣秀吉病死以后，战争才宣告结束。日军撤出朝鲜时，劫掠了朝鲜大量医书，还有印刷机具和印刷工人。张景岳曾经在朝鲜遇见一位老医生，两人谈起医学，发生了争论。张景岳说："医学虽然是小道，但也很重要。"这位朝鲜老医生当即毫不客气地纠正说："不对，医学不是小道。"把张景岳给教训了一顿。在朝鲜待了几年后，本想在军队建立功勋的张景岳，这时接到家书，父亲母亲一天天老了，家庭经济有点儿入不敷出。于是他下决心离开军队，回到绍兴，不再指望靠军功续写先祖的辉煌，开始了悬壶济世的生涯。

中医故事
ZHONG
YI
GU
SHI
110
荟萃
HUI
CUI

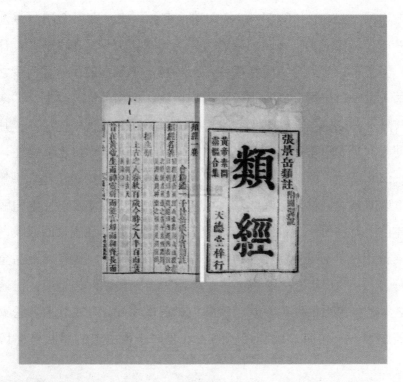

《类经》

张景岳把兵法运用于医疗，简直达到出神入化的境界。许多医家都发表过用药如用兵的文章，但没有一个人能像张景岳这样把排兵布阵与遣方用药如此恰当地联系起来，他的《新方八阵》《古方八阵》俨然是一位指挥若定的军事家在作战。

黄宗羲（1610—1695），字太冲，号南雷，是浙江余姚人，离张景岳的家乡不太远。他比张景岳小47岁，两人只在朋友家的聚会时见过一面。那时的张景岳已赫赫有名，而黄宗羲还是一个初出茅庐的年轻人，只是别人向他介绍了一下：这位就是张景岳。黄宗羲后来不无惋惜地说自己与张景岳"交臂失之"。其实，没什么病，不跟医生交往，也不必感到遗憾，正如一个遵纪守法的人，不一定非得认识法官律师。

黄宗羲是中国历史上一位思想解放的先驱。他在没有受到西方

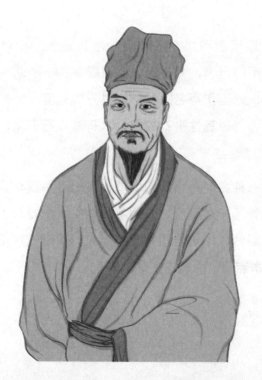

张景岳

影响的情况下，对传统的君权神授提出挑战，影响了几代进步的中国人。他的父亲黄尊素是进士，当过御史，是东林党人，因为弹劾魏忠贤而被削职归籍，不久又受酷刑而死。19岁的黄宗羲挺身而出，进京为父诉冤，在公堂上拿出一个大铁锥（现在叫铁锤）把主谋打伤了。这一点颇有些像张景岳"仗策游侠"，正是由于两个豪侠之间的惺惺相惜，黄宗羲才在《南雷文定》一书中为张景岳立传。

黄宗羲的《原君》一书已为人们所熟知。他认为"天下之治乱，不在一姓之兴亡，而在万民之忧乐"，并指出专制帝王"为天下之大害"。他的文学作品也颇具文采，哲理性很强。

雁来红赋（节选）

爰有弱草，生于阶畔。根老无花，条孤不蔓。埋落藓所不辞，招苋陆以为伴。于斯时也，忽然露奇，遂尔目换。黄疑晓莺坐树，红若春鹃哭旦。蜀锦出濯，霞光方乱。几登群卉之目，岂特百草之冠。

……

秋风宛转，原是哀魂；夕阳陆离，但有啼颊。相对吟虫，时来病蝶。岂知其所不得已者，人反赏之以目睫乎？……达人苦富贵之桎梏，世方以为庆；修士伤声名之顿撼，世方以为盛。何殊于兹草之萎湮将败，汝方以为得遂其性乎？故曰：木有瘿，石有晕，犀有通，以取妍于人，皆物之病也。

黄宗羲面对一种名叫雁来红的小草，发出这番议论，慨叹人们欣赏病态美。树木长了一些瘿瘤，人们拿来做盆景；石头上面有一些花纹，人们拿来做砚台；犀角里面有孔隙，人们拿来做烛炬。其实，他所讽刺的不是草木岩石，而是人性的扭曲。

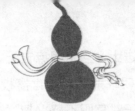

钱谦益与缪希雍

　　缪希雍（1546—1627），字仲淳，号慕台，别号觉休居士，海虞（今江苏常熟）人。他历时30年著成《神农本草经疏》，又著《先醒斋医学广笔记》《本草单方》等书，是一个把毕生精力贡献给祖国医学的人。钱谦益在《本草单方序》中说："仲淳电目戟髯，如世所图羽人剑客者。"钱谦益给这位长着张飞式连毛胡子学者绘制的肖像，极为生动传神；"大声殷然，欲坏墙屋"，这位拥有极大肺活量的男低音大夫，说起话来能引起室内许多物体发生共鸣。

　　缪希雍出生于名门望族，他八岁时，当"别驾"（官名）的父亲就去世了，他无缘科举仕途，遂寄情轩岐，研究方药，聊以抒拯厄扶危之怀抱。缪希雍天禀异资，悟性极高，凭着自学和历练，成为闻名遐迩的医生。而立之年，他寓居金坛，认识了明代另一位著作等身的医家王肯堂。

　　王肯堂比缪希雍小3岁，1566年母亲病危，找来不少医生都没治好，遂决意学医，不久，因治好了妹妹的乳腺炎而小有名气，家门口经常摆满了求诊者的鞋。但是，他父亲坚决反对儿子从事医学，让他考科举。十年后，他成为进士，当上了庶吉士。他在史馆里读了不少古书。明朝万历年间皇帝朝政荒芜，宦官揽权，王肯堂在北京待了4年，想回家去当医生。由于对官职不感兴趣，在一次"京察"中被评为不称职，于是回到了金坛。从王肯堂的经历推算，缪希雍结识王肯堂应该是在他考中进士以前，大约1576年前后。当时王肯堂正热衷于医道，有许多专业方面的问题请教缪希雍。例如，缪希雍治疗鼻塞一案，就记载在王肯堂所著的《证治准绳》中。有一次，缪希雍发热，王肯堂药到病除。同行是冤家，但在这两个君子的交往中，一点儿也得不到验证。

缪希雍与钱谦益的交往，是在明末崇祯年间。

钱谦益（1582—1664），字受之，号牧斋，晚号蒙叟、东涧老人。江苏常熟人，是明末清初著名诗人、学者，因先后在明清两朝做官而备受争议。他在明朝万历三十八年（1610）考中进士，是东林党的领袖之一，官至礼部侍郎。当时有一个著名的奸臣，名叫温体仁，诬陷钱谦益主持浙江科举考试时收取贿赂，后来虽然得到平反，但还是被削职还乡了。这时，缪希雍也在常熟行医，两个人成为好友，常在一起喝酒。缪希雍比钱谦益年长36岁，有一次酒后，缪希雍大谈"上医医国"，认为只有诸葛亮和王猛做到了。说着说着，责备起钱谦益："子有医国之责者，今将谓何？"把钱谦益问得无言以对。《本草单方序》说，钱谦益罢官后，"效忠州之录方书，以终残年"。这里"忠州"是指唐代名臣陆贽，他曾被贬任忠州别驾，为避谤，在家录方书。中国中医药出版社所出《缪仲淳医学全书》（任春荣主编）把钱谦益的这句话做了错误断句："而余亦连蹇，放弃效忠州之，录方书以终残年。"同句，学苑出版社（李顺保、褚玄仁编注）不误。钱谦益所云"连蹇放弃"，就是指遭受冤案、被弃用放归故里这件事。

清军攻破南京城，钱谦益率先投降，被授予礼部右侍郎，还让他

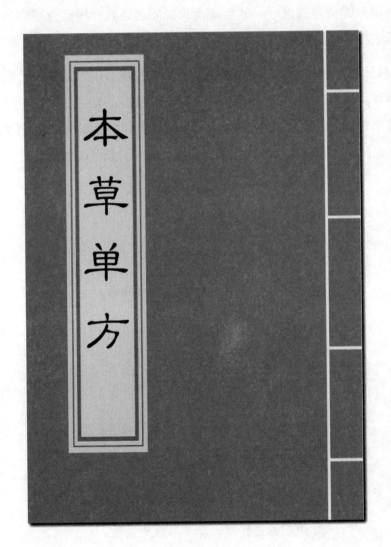

本草单方

担任明史编修的副总裁。但他内心充满了矛盾苦闷，他与郑成功、黄宗羲等人联系，试图恢复明朝。但事情败露，他被逮捕关押，后又被释放。

钱谦益的诗写得很好。他与女诗人柳如是还有一段刻骨铭心的黄昏恋情。

柳如是，是晚明名妓，中国古代所谓"名妓"，大多是才艺超群的女诗人。容色俏丽、才藻博洽的柳如是，经历了人生几番坎坷后，于崇祯十三年（1640）十一月女扮男装乘舟到常熟造访钱谦益于半野堂，年近花甲的钱谦益特地为她辟一"我闻室"，诗酒唱和。

咏同心兰四绝句（选一）

钱谦益

并头容易共心难，香草真当目以兰。

不似西陵凡草木，漫将啼眼引郎看。

春日我闻室作呈牧翁

柳如是

裁红晕碧泪漫漫，南国春来正薄寒。

此去柳花如梦里，向来烟月是愁端。

画堂消息何人晓，翠帐容颜独自看。

珍重君家兰桂室，东风取次一凭栏。

钱谦益去世后，柳如是自缢。这种殉情的举动，固然不足为法，但也可以证明两人存在生死相依的真情。

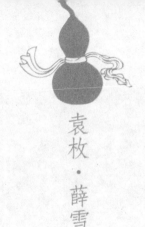

袁枚·薛雪·徐大椿

清代文学家里面，袁枚以个性鲜明而独树一帜。他与几位名医之间的交往，记录在他的《小仓山房文集》里。"得诸公千誉，不如得随园一序"，是当时一位名叫韩宗海的医生希望得到袁枚的序文，而说的话。后来，袁枚在一个朋友家见到了韩宗海，韩宗海当面表达了索取序文的愿望，于是袁枚写下了《送医者韩生序》。

1.好诗的袁枚

袁枚（1716—1798），字子才，号简斋，别号随园老人，浙江钱塘人。据《清史稿·文苑传》中记载，袁枚"幼有异禀""天才颖异"，十二岁就考取了秀才，二十岁时参加了博学鸿词科考试，是当时年龄最小的饱学之士。1739年考中进士时，年仅二十三岁。他被选为翰林院庶吉士，先后在溧水、江浦、沭阳、江宁四个县当知县。虽然政绩很好，但他还是觉得当官不能自由挥洒自己的才气，遂于1749年借母病为由辞官回家，开始了写作生涯。由于他声名远播，因此大户人家都希望自己的老人死后能得到他的褒扬，他写一篇墓志，有的要交一千两白银的润

中医故事
ZHONG
YI
GU
事
SHI

118

荟萃
HUI
CUI

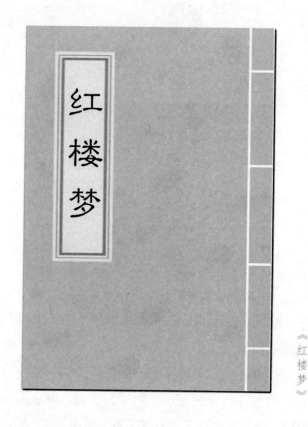

《红楼梦》

笔费。"卖文润笔，竟有一篇墓志送至千金者"。不久，他就在小仓山修建了随园，他在随园一住就将近五十年。

袁枚自己认为，随园就是《红楼梦》里的大观园。《随园诗话·卷二》中记载："曹雪芹撰《红楼梦》一部，备记风月繁华之盛。中有所谓大观园者，即余之随园也。""当时红楼中有某校书尤艳。我斋题云：病容憔悴胜桃花，午汗潮回想转加。犹恐意中人看出，强言今日较些差。""威仪棣棣若山河，应把风流夺绮罗。不知小家拘束态，笑时偏少默时多。"

袁枚对传统的一些说法持怀疑态度。"余尝疑孔子删诗之说，本属附会，今不见于三百篇中"（《随园诗话·卷二》）。他的许多诗，其灵感都来自民众。他家的一个清洁工（随园担粪者）有一次在梅花树下落了满身花瓣，便对袁枚说："有一身花矣。"于是袁枚得句：月映竹成千个字，霜高梅孕一身花。又有一次袁枚到一个寺庙赏梅，和尚送行时说了一句："可惜园中梅花盛，君带不去。"袁枚又得到佳句：只怜香雪梅千树，不得随身带上船。

袁枚反对八股文，主张写性灵。他有一个妹妹，名叫袁机，比袁枚小四岁，由于生活不如意，年仅四十岁就去世了。袁枚写了一篇《祭妹文》，历述兄妹二人儿时一同学习、游戏，以及两人生病时互相照顾的情景，感人至深：

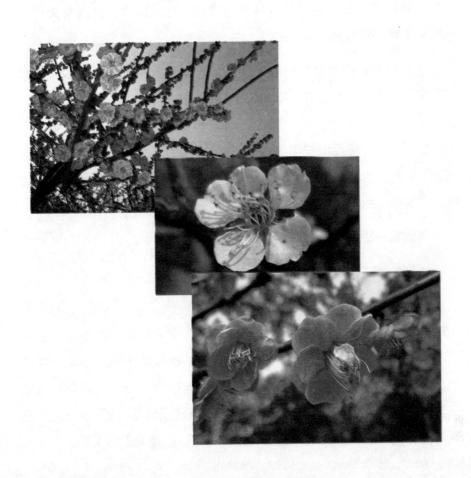

梅花

“前年予病，汝终宵刺探，减一分则喜，增一分则忧。”

“已予先一日梦汝来诀，心知不祥，飞舟渡江，果予以未时还家，而汝以辰时气绝，四肢犹温，一目未瞑，盖犹忍死待予也。”

“汝死我葬，我死谁埋？汝傥有灵，可能告我？呜呼！身前既不可想，身后又不可知；哭汝既不闻汝言，奠汝又不见汝食。纸灰飞扬，朔风野大。阿兄归矣，犹屡屡回头望汝也。”

这篇祭文被认为是与韩愈《祭十二郎文》、欧阳修《泷冈阡表》鼎足而三的佳作。

《清史稿》作者认为袁枚“喜声色，其所作亦颇以滑易获世讥”。袁枚不仅支持自己的妹妹学习文化，他还招收了许多女弟子，积极主张女子受教育。

《清史稿》作者认为袁枚的作品“以滑易获世讥”，那么，“滑易”是什么意思呢？论者或以为狡猾，或以为圆滑，窃以为不妥。滑，乱也；易，变也。滑乱者，离经叛道之谓也。袁枚写过《子不语》一书，是一部文言短篇小说集。他公然批评“道统”，认为那是“腐儒习气语”。在他自己写的《随园老人遗嘱》里，要求家人不要请人超度亡魂，“倘和尚到门，木鱼一响，我之魂灵必掩耳而逃矣”。

袁枚有一副《自嘲》对联：

不做公卿，非无福命只缘懒

难成仙佛，爱读诗书又恋花

袁枚自己公开宣称：“余好诗如好色，得人佳句，心不能忘。”（《随园诗话补遗·卷三》）他大声疾呼，要为女性争得诗坛一席之地：“俗称女子不宜为诗，陋哉言乎！圣人以《关雎》《葛覃》《卷耳》冠三百篇之首，皆女子之诗也。”（《随园诗话补遗·卷三》）在《随园诗话》里，女性的作品占有较高比重，这是前无古人的。

2.袁枚与薛雪

袁枚与薛雪的相识，是从医生与患者的关系开始的。据袁枚的《祭薛一瓢文》记载，他们两个人是从"己巳（1749年）之仲冬"开始交往的。当时袁枚33岁，刚刚辞官回家，不知道是心情不好，还是天气反常，"余殚瘁于床第"，找了不少医生，都没有治好。听说薛雪医术高明，想请他来看病。可是，又听说薛雪自号一瓢先生，标榜许由的清高，怕请不来，丢了面子。正在犹豫之时，忽然听到外面马车声响，薛雪淌着泥泞，来敲袁枚的门。两个人谈天说地，成为好朋友。原来薛雪和袁枚都是诗人，薛雪还写过《一瓢诗话》。袁枚还知道薛雪有一根拐杖，名叫"铜婢"，家里养了许多乌龟，给龟筑巢，观察乌龟怎么吐纳。这时，薛雪已经68岁了。

《随园诗话·卷三》中记载了薛雪家举行的一次诗友会："乾隆辛未（1751），予于吴门，五月十四日，薛一瓢招宴水南园。座中叶定湖长杨、虞东皋景星、许竹素廷镐、李客山果、江山樵俊、俞赋拙来求，皆科目耆英，最少者亦过花甲，惟余才三十六岁，得遇此会。是夕大雨，未到者沈归愚宗伯、谢淞洲徵士而已。叶年八十五，诗云：潇潇风雨满池塘，白发清尊扫叶庄。不有忘形到尔汝，哪能举座近（疑作"尽"）文章。轩窗远度云峰影，几席平分水竹光。最是葵榴好时节，醉吟相赏昼方长。虞八十有二，句云：入座古风堪远俗，到门新雨欲催诗。俞六十有九，句云：社开今栗里，树老古南园。次月，一瓢再招同人相会，则余归白下，竹素还太仓，客山死矣。主人之孙寿鱼赋云：照眼芙蕖半开落，满堂名士各西东。"

举行诗友会这一年，薛雪已经是古稀老人了，他的诗人朋友里，有一位82岁的叶长杨，他在诗中比较生动地描述了当时的情境。

袁枚与薛雪在一起，时常讨论一些学术问题。苏州名医薛生白曰："西汉以前，无童子出痘之说。自马伏波（马援）征交趾，军人

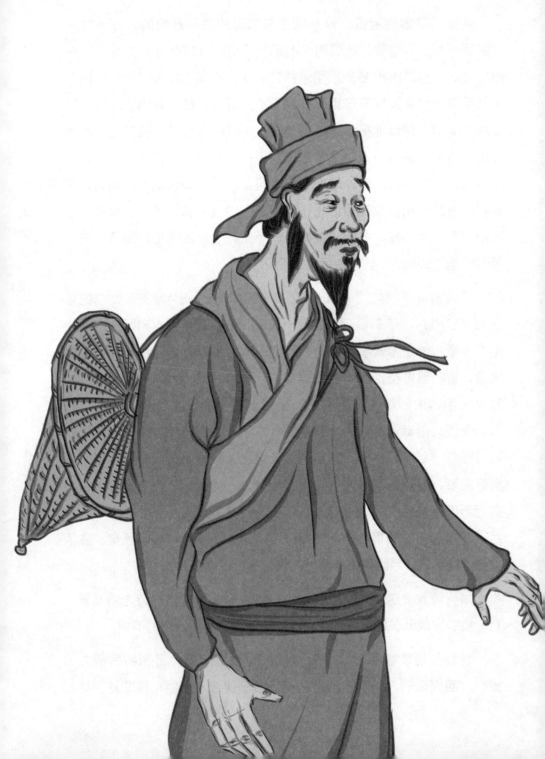

带此病归，号曰虏疮，不名痘也。"语见《医统》。余考医书，凡载人形体者，妍媸各备，无载人面麻者。惟《文苑英华》载，颍川陈黯年十三，袖诗见清源牧。其首篇咏河阳花，时痘痂新落。牧戏曰：汝藻才而花面，何不咏之？陈应声曰："玳瑁应难比，斑犀点更佳。天怜未端正，满面与汝花。似此为痘痂见歌咏之始。"

《随园诗话·卷五》中在记载薛雪于乙亥（1755）和乙酉（1765）治疗厨师王小余和张庆的故事之余，没有忘记把薛雪的诗夸奖一番：然先生诗亦正不凡，如《夜别汪山樵》中云：客中怜客去，烧烛送归桡。把手各无语，寒江正落潮。异乡难跋涉，旧业有渔樵。切莫依人惯，家贫子尚娇。《嘲陶令》中云：又向门前栽五柳，风来依旧折腰枝。《咏汉高》中云：恰笑手提三尺剑，斩蛇容易割鸡难。《偶成》中云：窗添墨谱摇新竹，几印连环按覆盂。

薛雪享年90岁，他在《内经知要序》一文中说："余久遭老懒，自丙子（1756）岁后，竟作退院老僧。"他大约从75岁离开医学领域以后，闲来无事，自称"牧牛老叟"，把精神头用在了两件事情上，一件是讲学，就是讲程朱理学，另一件是养生，这从前面提到的养乌龟可以知道一个大概。

薛雪似乎成了袁枚的家庭医生，有病就找薛雪给看。《随园诗话补遗·卷五》记载："庚辰（1760）余就医薛生白家。"1770年薛雪去世前不久，即1766年，袁枚又找到了徐大椿，并与徐家子孙建立了密切的关系。

3.袁枚与徐大椿

徐大椿（1693—1771），原名大业，字灵胎，号洄溪。

袁枚比徐大椿小23岁，他们两个人的交往是从哪一年开始的呢？袁枚自己有两种不同的记载。一种是《徐灵胎先生传》的说法：犹记丙戌秋，余左臂忽短缩不能伸，诸医莫效。乃挖舟直诣洄溪，旁无介绍，惴惴然疑先生之未必我见也。不料名纸一投，蒙婪门延请，握手如旧相识，具鸡黍为欢，清谈竟日，赠丹药一丸而别。

丙戌，是1766年。

另一种说法见于《随园诗话·卷十二》：余弱冠在都，即闻吴江布衣徐灵胎有权奇倜傥之名，终不得一见。庚寅七月，患臂病，乃买舟访之，一见欢然，年将八十矣，犹谈论生风。留余小饮，赠以良药。

庚寅，是1770年。而这两则相差四年的记载，显然是同一件事。到底哪一种说法更可信呢？考徐大椿生于1693年，丙戌年他74岁，有

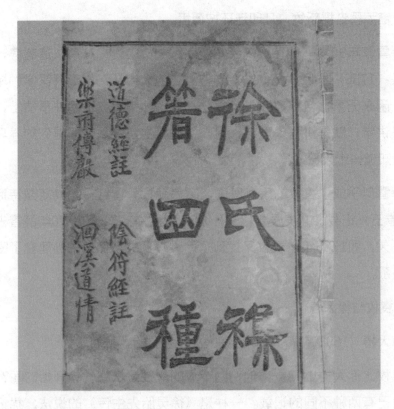

《徐氏杂著四种》

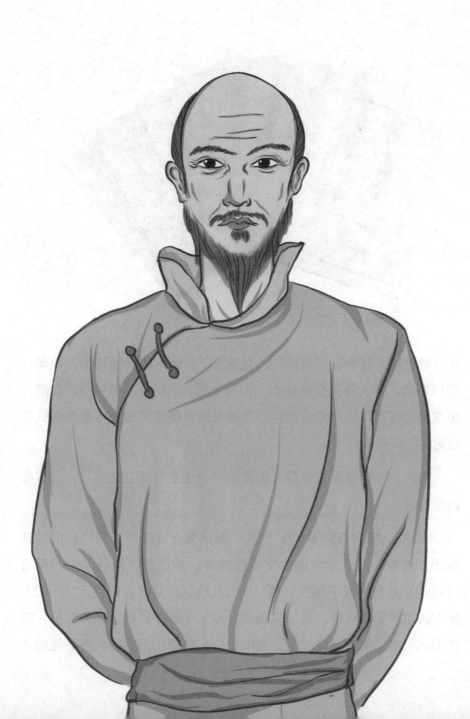

中
医
ZHONG
故 YI
事 GU
SHI

126

荟
HUI
萃
CUI

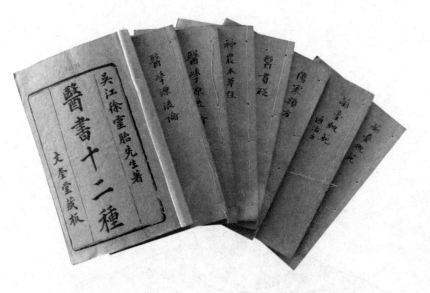

徐大椿著作

精力跟袁枚"握手""清谈"。而庚寅年，徐大椿已经78岁，次年，即1771年，徐大椿死在前往北京为某太监看病的舟车劳顿中。显然，庚寅年之说不可信。无论如何，袁枚与徐大椿之间的交往最多也只有短短的四年时间。

那么，《徐灵胎先生传》里说的"与先生有抚尘之好"，又该如何解释呢？

《随园诗话补遗·卷八》的这一则记载，或许可以帮助我们解开谜团：老友徐灵胎度曲嘲时文及题墓诗，余已载《诗话》中。甲寅（1794）八月，其子榆村（爔）送其儿秋试。又度曲赠我云：千山万水，装点了吴越规模。天地又蹉跎，须生个奇才异质，风雅超殊。放在中间，空前绝后，著出些三教同参（当作叁）万古书。更不让他才华埋没，又把月中丹桂，天街红杏，阆苑琼珠，——都教攀住。略展经纶，便使那万户黎民，争称慈父。才许他脱却朝衫，芒鞋竹杖，历尽了层蛮（当作"峦"）叠嶂，游遍了四海五湖。方晓得花月神仙，诗文宗主。赢得随园才子，处处家家个个呼。端的是菩萨重来，现身说法，度尽凡夫。咱也乞洒杨枝一滴，洗净尘心，跳出迷途。

由此可知，徐大椿的儿子徐榆村和孙子徐垣，都跟袁枚关系密切。所谓"抚尘"，大概是指袁枚看着徐大椿的子孙长大。

徐大椿的诗作记载在《随园诗话·卷十二》：

一生那有真闲日，百岁仍多未了缘。

自题墓门云：满山灵草仙人药，一径松风处士坟。

《刺时文》中云：读书人，最不齐。烂时文，烂如泥。国家本为求贤计，谁知道，变作了欺人技。三句承题，两句破题，摆尾摇头，便道是圣门高弟。可知道三通四史，是何等文章；汉祖唐宗，是那一朝皇帝。案头放高头讲章，店里买新科利器。读得来肩背高低，口角唏嘘。甘蔗渣儿，嚼了又嚼，有何滋味？辜负光阴，白白昏迷一世。就教他骗得高官，也是百姓朝廷的晦气。

徐大椿的这首《刺时文》，与前述徐榆村的自度曲，有几分相似之处。

袁枚为什么不与大名鼎鼎的叶天士交往呢？

叶天士（1667—1746）比袁枚年长49岁。袁枚于1749年辞官回家时，叶天士已经去世三年了。叶天士的事迹，记载在沈德潜的《叶香岩传》里。在袁枚笔下，沈德潜编写的《明诗别裁》《清诗别裁》等都是被嘲弄的对象，可能在当时门户之见就很深。叶天士与薛雪，同行是冤家；袁枚与沈德潜，文人相轻。他们的交际圈子往往是畛域分明的。

除了薛雪、徐大椿之外，袁枚还与韩宗海、赵宁静（字藜村）、涂爽亭等医生交往。这些人都会写诗，都与袁枚有文字之交。

1756年赵藜村给袁枚治好了暑疟。袁枚送行诗云：活我自知缘有旧，离君转恐病难消。

涂爽亭曾治好袁枚小女儿的病。1781年9月，90岁的涂爽亭去世时，袁枚赠挽联云：

过九秩以考终，从古名医，都登上寿；

痛三号而未已，伤吾老友，更失诗人。

中医故事
ZHONG
YI
GU
SHI

128

荟萃
HUI
CUI

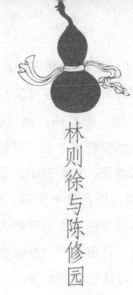

林则徐与陈修园

林则徐是禁止鸦片的名臣，陈修园是鸦片战争前最后一位名医。他们二人的家乡相距不远。

陈修园（1753—约1823），名叫念祖，修园是他的字，号慎修。清乾隆十八年生于长乐（今福建省福州市）。陈修园早年丧父，20岁考取诸生（秀才），40岁才考取举人。他经历了20多年"半治举子业，半治刀圭家"的行医—攻读生涯，1801年将近50岁时才涉足仕途，当上了保阳（今保定）县令。当官与行医，本是两回事。可是陈修园居然能在牒诉佺傯与脉证纷纭中找到平衡点，一边做官，一边看病，两不耽误。而且更令人称奇的是他还有精力著书立说，编写了包括《医学三字经》在内的好几部医学教材，培养了包括子侄在内的一大批医学人才，是我国历史上贡献卓著的医学教育家。

林则徐（1785—1850），字少穆，福建侯官（今闽侯）人，嘉庆年间考中进士后，历任东河河道总督、江苏巡抚等职。1830年他在家乡为母亲守孝期间，应陈修园次子陈元犀之请，为《金匮要略浅注》写下了序言，给后世留下了珍贵的文献资料。

1820年，陈修园完成了《金匮要略浅注》，此篇著作是陈修园在直隶当官时断断续续撰写直到退居乡里才完成的。这部书里面有他的二儿子陈元犀（字灵石）所写的歌括，据《金匮要略浅注·凡例》讲："余注是书将半，二儿元犀到直。余命其仿《伤寒论》各方歌括体例韵注续成六卷，余重加改正。歌解颇明，记诵颇便，命录附于卷后。"陈元犀不仅医道高明，而且颇善交游。陈修园于1823年去世后，他找到了林则徐，请林则徐给这本书写叙言。林则徐回忆起自己的父亲与陈修园曾经组织过"真率会"（类似老年名流俱乐部），自己也曾经在这些聚会中聆听过陈修园的高谈阔论，于是就写下了《金匮要略浅注叙言》。

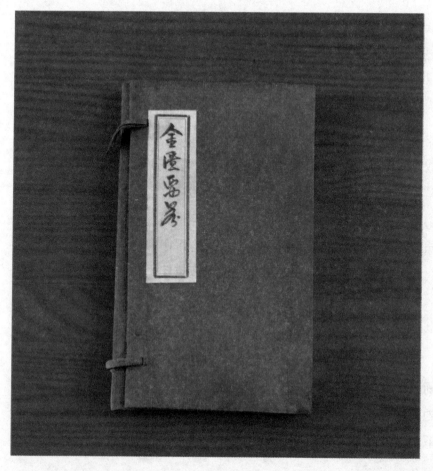

《金匮要略》

郑孝昌教授二三事

崔仲平

前几天，在与许敬生交谈中得知郑孝昌教授已仙逝。昨天翻阅旧稿，检出郑孝昌1983年6月5日写给我和刘奕超的一封信。记忆的闸门开启，涌流出的时光瀑布里浮现出郑孝昌的音容笑貌，以及二十多年前的几桩往事。

1981年夏天，医古文研究会在黄山举行首次学术会议，我已经见过郑先生一面。当时开会按行政区域分几个小组，我在东北组，他在西南组，很少有机会交谈。登黄山诸峰，郑先生身体欠佳，未能同览北海日出的美景，只依稀记得他身材瘦小，腰部强直，但目光炯炯，精神矍铄。他那一口地道的四川方言，唤起了我儿时的美好记忆，使我感到亲切。

后来，我和郑先生都参加医古文五版教材的编写，得以聆听其教诲，并多次请益焉。

1983年春夏，我在北京协助医古文研究会举办全国函授，当时分工编写了六册函授教材。记得郑先生分担的南北朝文选里，有葛洪的《极言篇》，是委托年齿略小一些的教师执笔写成的。一天，邮递员送来的函件中有浙江赵辉贤教授的批评文章，指出《极言篇》注解中的若干瑕疵。我逐一核对，觉得言之成理，决定在《函授通讯》上予以发表。但考虑到赵辉贤教授的原文多处语涉讥讽，恐造成不利于团结的后果，就大幅度地做了删削。这一下子，我同时开罪于两位前辈：赵辉贤教授认为我不该砍掉他的大半文字，郑先生认为我不该公开发表此文。我非常清楚，郑老这样做，是为了保护年轻教师的积极性。他说：有意见可以当面提出来嘛，不要让年轻人抬不起头。

我真有点儿后悔了。至今记得黄山会议时，有一位黑龙江新秀写文章批评杏林巨擘任应秋，指出其所著某书中张仲景的"请事斯语"不该译成"请你实行这句话"。我考虑到任老身患绝症，没有让这篇文章在大会上宣读。为贤者讳，为尊者讳，我做到了。但我为什么就不能像郑老那样用自己瘦弱的身躯抵挡迎面射来的利箭，以呵护身边的年轻学者呢？

郑老无私地为年轻人挡利箭、当人梯的精神，一直令我羞愧难当。

1983年春，医古文研究会在贵阳花溪宾馆开会。会务组为了照顾德高望重的赵、郑二位教授，给他们安排同住一个高档房间。翌晨，二老互相抱怨对方就寝时鼾声如雷，无法入睡，不得已只好让我去跟郑老同住。我一觉睡到天亮，根本就听不到郑老的鼾声。此事一经说破，赵老颇有愠色。至今我还是不知道，郑老究竟打不打呼噜。

闲暇时，我写了一首《鼾声赋》，其略曰：

"鼾之始作也，吱吱然若独轮小车之赶早集；其既盛也，砭砭然若破旧摩托之滚烂泥；其梗塞也，隆隆然若重型坦克之玩杂技；其畅通也，轰轰然若于云端之吹长笛。梁尘抖落，灯罩颤栗；震响走廊，惊动隔壁。狼嚎噤口兮，虎啸屏息；雌狮停吼兮，猿猴不啼。驴鸣羞其气短，马嘶怯其声低。此美声唱法之极致也，非同居一室者不得与闻焉，岂他人所能仿佛其奥妙于万一哉！"

这其实是描写我校某著名呼噜大王的戏谑之作，闻郑老不喜欢游戏文字，未敢面呈讨教。

1983年8月，五版教材编审会在成都空八军招待所举行。会上会下，有机会与郑老谈及古典诗词，兼及平仄韵律。我把乘车参访卧龙自然保护区的一首七律敬呈郑老，蒙先生不吝赐教，指出颔联"车轮滚滚波涛滚，山色蒙蒙雨蒙蒙"，"波涛"对"雨"欠稳。完成编写任务后，各路诸侯纷纷离开成都，只有我和刘奕超由于山洪冲坏铁路，不能马上赶赴贵阳，在成都顺便游览两天，写了一首七律，其首联曰:"人生何处不逍遥,羁旅蓉城兴转高。"郑老赠我一小坛辣椒酱,其辣无比。我回到长春后,只吃了几口就由于胃病复发而束之高阁。谁又想得到,这一坛辣椒酱后来培养了我的两个女儿嗜辣的习惯,几乎变成了辣妹子。

郑老诗兴大发,居然在我们到达贵阳后,寄来一封专门回应拙作的信,里面有用毛笔蘸蓝墨水写成的五首格律诗。全信谨录于下:

仲平、奕超贤弟如握:

二十六日上午离蓉,未能躬亲送别,至今引为内疚。忘年之交,想二弟当不以此行迹见咎也。

仲平手书及诗章奉悉,反复吟哦,爱不释手。吾辈成天埋葬在形符、声符;端纽、见纽;本义、借义;主语、谓语之中而不能自拔,人的思想都为之僵化了。长此以往,必然孤陋。还是应该把做学问的面开拓得更广阔一点。

我从小爱读唐诗,但不能作诗。偶尔试作,抒怀而已。仲平有命,不敢推辞,录旧作数首,以博一哂。

川皖途中

迢递黄山路,艰难我乐行。

不辞身病久,偏报党恩情。

白发催人老,青春入梦频。

东风□马疾,万里趁征程。

注:尾联第三字,手迹难辨,有一点像"蹄",不敢妄下结论。谨录影印件,以质诸同好。

登慈光阁

偃蹇慈光阁，悠悠极目游。

云山收眼底，欢乐注心头。

怪石峥嵘立，清泉宛转流。

当今多雨露，一扫十年愁。

1981年5月黄山作

赴灌县面授游离堆公园

拄杖逍遥胜地游，茅亭竹榻任迟留。

…………

两鬓斑斑催老大，一江渺渺溯源流。

夕阳无限风光好，俯首甘为孺子牛。

1982年5月灌县作

注：颔联对句首字有一点像"峰"，不敢造次，阙疑以俟识者。

偕参加全国医古文教材审稿会同志游眉山苏祠

一

无须再恨玉宫寒，影自娟娟魄自寒（疑当作"圆"）。

我劝坡翁重起舞，春风送暖拂眉山。

二

谁言世事真如梦，高唱大江意境新。

书法遒劲窥气节，诗风豪放见精神。

常从乐府闻丝竹，更向丹青醉醴醒。

最美烟花三月里，古祠柳色碧烟深。

1983年5月作于眉山

郑老还有一首打油诗，刊登在《中医字典》序言里，他说是别人写的，但我猜想是不愿别人误认为他不够庄重，而故隐其名的。

诗曰：

谁若被判作苦工，忧心忡忡愁满容。

不需令其抡铁锤，不必令其当矿工。

不妨令其编词典，管教终日诉苦衷。

序言作于1983年5月15日，恰好与上述诗作同时。

2005年，我应邀参与《中医大字典》的编写，忙乎了一年多，终因不谙电脑操作而退出。重温郑老的打油诗，深知"苦工""苦衷"之论非虚语也。

我对郑孝昌教授一直执弟子之礼。昔颜渊评价孔子曾经说过："仰之弥高，钻之弥坚；瞻之在前，忽焉在后。"愿郑老在天之灵接受我这个私淑弟子的钻仰和祈祷！